診療で生きる与太噺と神田

漢方を

下田哲也

本格的にはじめる。

南 山 堂

序

　本書の企画は敬愛する神田橋條治先生の勧めでスタートしました．先生のご注文は「所謂神田橋処方を煎じ薬で創方しろ」だったのですが，私如きが新しい方剤を作ったところで，使ってもらえそうにないので「エキス剤の組み合わせで，煎じ薬を用いるような微調整が可能である」ことを解説し示談にしてもらおうとしましたけれど，成り行き上煎じ薬の処方術も書いてしまいました（初心者が初めて煎じ薬を処方する場面を想定しました．興味のある方はやってみて下さい）．

　本書「与太噺」などと漢方指南本にはあるまじきサブタイトルをつけてますが，漢方理論というものは，科学の常識からみると与太ばかり，少なくとも残念ながらきちんとしたエビデンスに乏しい体系です．ただし，長年の経験に基づいている事実は控えめに主張させて下さい．そんな与太をふまえないと使いにくいのが漢方の体系なのです．

　で，本書のウリを申しますと「初心者は学ばなくてもいいこと」を明言した点と自負しております．もちろん将来的に本書で私が「学ばなくていい」と断じたことを研究されることにも意味はあるでしょう．でもとりあえずはスルーしておくのが能率的と思います．

　私「メディカル・エンタテイナー」という面妖なアイデンティティも持っています．「読者の表情筋を緩ませる配慮」は全編にちりばめました．要するに「楽しく読めて漢方の基本が身につく」本を書いたつもりです．お付き合い下さい．

　2021年初夏

下田哲也

目 次

漢方を本格的にはじめる

開口一番

2015年に中外医学社から「オモシロ漢方活用術」という本を上梓させていただき，そこで敬愛する神田橋條治先生が提唱される「PTSDのフラッシュバックに対する所謂"神田橋処方"」に関する解説を書きました．

当然ながら神田橋先生にも献本しましたところ，お褒めのはがきを下さり，そのはがきに曰く．

「前略・漢方の考え方の中に現代医学を包み込むしか今日の荒廃を救う道はないです．中略・おすすめがあります．先生（＝私）の生薬学の知識をもとにフラッシュバックの処方を創作して下さいませんか・後略」として，そのオリジナル方剤名として「清心解傷飲」（せいしんげしょういん）というすてきなネーミングまで提案して下さいました．

1

とても光栄でありがたいご提言と感じたのですが，もし私が「清心解傷飲」なる方剤を創始し活字にするとしたら，それは煎じ薬の形になり，随伴症状によってどのような加減をするかを付記するものでしかあり得ません．どんな雰囲気のものになるかの具体例として，我が師匠の一人である，故 焦樹徳先生 (2008年没) の「方剤心得十講 (1995，人民衛生出版社)」から，彼の創始した挹神湯(ゆうしんとう)の記載を紹介しましょう．まずは基本的な組成を呈示します．

　生石決明20〜45g，生竜骨・牡蠣各15〜30g (以上の三味は先煎)，生地黄12〜18g，生白芍10〜15g，炒・黄芩10g，茯神15g，香附子10g，遠志9〜12g，炒・酸棗仁12〜20g，白蒺藜子9〜12g，合歓花6g，夜交藤15g，水煎服．

　肝腎陰虚・肝陽亢旺の神経衰弱やら鬱病などに効果的であるとし，西洋医学的な治療が無効だった統合失調症に著効したと自慢を書いておられます (この部分「序章」ですから中医学的概念の解説はご勘弁，本書読み終わると，何となくニュアンスが理解できる仕掛けをもくろんでいますので)．

　各々の生薬の説明に引き続き，焦先生は加減運用の実際について語られます．

　例えば「肝血虚があれば当帰や阿膠を加える」とか「眩暈が激しければ沢瀉30gや釣藤鉤20〜30gを加える」とか「大便が硬ければ竜胆草6g，アロエ1〜2g ……」等々 (いやしくも「師匠のお一人」と紹介した先生の著作をはしょって訳するのは問題かも知れませんが，加減方に登場する生薬に，水銀化合物があったりとか，全文を忠実に訳す気になれない文章でもあり，この辺で)．

　さて焦先生の処方を紹介したのと同様のノリで書いて，読者諸賢が納得し臨床応用していただけるのなら，私流の「清心解傷飲」を提言もいたしましょうが，そんなことやってくれそうな読者はあまりいそうにありませんよね．

　私が提唱する組成で新たなエキス製剤が作られ，それが薬価収載

され健康保険が使えるようになる事態は，さらにさらに可能性が低い（といいますか，あり得ない）ことですね．

　文章を書く作業は，嫌いではありませんが，それなりにしんどいものであります．しんどいことやって，読者のお役に立てないということを想像すると「やる気が起きない」わけです．ですから，読者諸賢が「現実に応用可能な」方法なら書いても良いかな．と考えた結果企画したのが『07　「神田橋処方」の運用』です．具体的には，現在保険収載がされているエキス製剤なら，使ってもらうハードル低そうだと考えました．前作より網羅的に，マイナーな漢方メーカーが作っているエキス製剤についても言及したつもりです．

　要するに神田橋処方の基本は「桂枝加芍薬湯＋四物湯」なのですが，基本プラスαという感覚で，保険収載されている製品の組み合わせで，微妙な煎じ薬の加減に近いことが可能なのではないか？という提言をしたつもりです．

　またまた神田橋賛歌みたいですが，先生の臨床は「神田橋マジック」という表現もあり，多くの信奉者がおられ，かく申す私もその末席を汚している病識なきにしもあらずですが，反面「いかがわしいオカルト」といったネガティブな評価もあるように思います．

　神田橋先生は御著書の中で，インターン時代を東京で過ごし，アメリカ帰りの高名な手品師宅に往診をして，マジックを教えてもらった体験を書かれています．また，おそらくその頃の話でしょうが「柳家三亀松の追っかけをしていた」と，寄席芸ファンでもある私をうらやましがらせるお話もして下さいます（三亀松師匠というのは，三味線抱えて“色っぽい＝ポルノ的と言っても良いかも……都々逸”を表芸にしていた芸人さんです．私もTVでその現役時代の映像を見た記憶があるのですが，その妙味を理解するのに当時の私は幼すぎました．当然，今では伝説の，五代目志ん生・六代目円生・八代目文楽なども生で体験されたのでしょう．うらやましい限り）．

　神田橋先生の“芸”はマジカルではあるのでしょうが，そんなカ

タカナ言葉ではなく，舞台芸としての「手品」の香りを感じるのです．その芸を支えるキーワードを漢方用語に見つけてしまったことが，私をして漢方ワールドにのめり込ませた一因かと考えています．「四診合参」という概念です．

おそらく先生ご自身は「四診合参」なんて言葉は意識されずに臨床されてこられたのでしょう．中医学教科書でも，本書の『02　私の四診合参論』で書くような意味での四診合参は記されません．でも，神田橋先生だけでなく，私が直接教えを受けた中国人の名医達は『04　教科書的四診合参』に記したことだけでなく，私の言う意味の四診合参を実践しておられたと思います．そんなわけで『02　私の四診合参論』を書いてみました．

本書の版元から「初学時代の自分自身を対象読者に想定して……」というアドバイスをもらい，書いてみたらこんな本になりました．本書が読者諸賢の臨床を豊かにするヒントたり得れば，著者としてそれ以上はない幸福と存じます．よろしくお付き合いのほどを．

「漢方を本格的にはじめる」とは

まずは『落語的漢方のすすめ』（中外医学社，2014年）の共著者である佐藤純一先生の「陰陽論」を論じた章のマクラを引用したくなりました．佐藤流エンタテインメントの世界をしばしお楽しみあれ．

昔，むかーし．文明成立以前の中華の地．そこには幾多の小部族がそれぞれのトーテム（守護神）や先祖伝来の言い伝えを守って平和に暮らしていました．ある部族の中では病人が出るとお祓いをした水を全身にぶっかける治療法が行なわれていました．また他の部族では木の根を噛らせて病人を治していたのです．

やがて中国は統一に向かいます．水ぶっかけ族と木の根噛らせ族が戦い，

どちらかがどちらかを征服しました．そしてこの大きくなった部族は2つの異なった治療法を持つことになったのです．何十年か経って，「フーム，どうも病人には水をぶっかけるより木の根を噛らせた方がいいみたいだな」というコンセンサスが出来上り，その治療法がこの部族の標準になります．

　そしてその後，また他の部族との戦いが起こります．相手の部族は病人に乾草を煎じて飲ませていたのです．戦いの結果，部族はさらに大きくなりました．そして木の根を噛らせた方がいいか，乾草を煎じた方がいいか，再び文化の交流と対立が始まったのです……．

　「講釈師見てきたような嘘をつき」なんて川柳がありますが，中国漢方ってヤツ，こんな経緯で進化してきたんじゃないかと勝手に想像する蘭方医なのです．言わば「トーナメント理論」とでも申しましょうか．こうした手法でああまたあった治療法の優劣が次第についていったのだと思います．これはけっこう強烈ですよ．だって，たった一夏でたかだか10回やそこら勝ち抜いた高校野球チーム（別名，全国甲子園大会優勝チームとも言う）にアタシラの出身高校の野球部は絶対に勝てないでしょうからね．そうしたトーナメントが何千年も何万年も行なわれてきたのです．「こりゃ強いや，漢方」って感じです．よく出来たたわ言ですかね．これでも今日はシラフなんですが．でも少なくとも漢方が中国何千年かのexperienceにベイスったメディシンなのは事実でしょう．最近では蘭方の方でも，「治験薬Aは対照薬Bに比較して各エンドポイントで有意な効果が得られ，この疾患に対するevidenceが確立された」なんてことを言い出しています．科学的ですねえ．

　古代中国には無作為化とか二重盲検法とか統計学的有意差なんて概念はなかったでしょうし，征服者によって被征服者の文化や生活が弾圧されたこともあったでしょう．でもこの手法，本質的には「A部族のおまじないとB部族の言い伝えを100年間比べたら，どうもBの言い伝えの方がよく効くみたいだ」というのと大差ないように思います．とにかく効くヤツは効く．それを，例えば10年1万人レベルでエビデンスとするか，何千年何億人規模でエクスペリエンスとするかの違いだけなのではないでしょうか．後略．

この文章，2003年に発行された「月刊地域医学誌」に「蘭方のたわ言，漢方の寝言」と題して連載された戯れ文（とはいえ内容はまじめなつもり）の一部です．この連載の中で佐藤先生は「漢方知らない蘭方医」のふりをして，私の漢方講釈の引き出し役をして下さいました．ま，それはさておき．

　佐藤先生の空想する中国医学黎明期の物語「当たらずといえども遠からず」ではないのでしょうか？チンパンジーだって細い木の枝を蟻の穴に突っ込み蟻を捕らえて食べるという「食文化」を持っているそうです．20万年前の我々の祖先，ホモサピエンスの先達たちも当然それを超える食文化を持っていたでしょう．曰く「油こい肉を食べるときは，胡椒かけると美味しい」「暑い盛りには西瓜食べるとさわやか」「寒い日にはショウガがオツだ」等々．中国文化がいくら長い歴史をもっているといっても，20万年前の事象に記録が残っているはずもありますまい．「言い伝えのトーナメントはあったはず」と考えたいですね（20万年という期間はホモサピエンスの歴史という意識ですが，ごく控えめに書いたつもり，ホントはもっと長いのかも？）．

　佐藤先生は「中華の地」と限定的に書かれていますが，実際のところは全地球的なトーナメント（普通に表現すれば「全地球規模の文化交流」）もあったのでしょう．一つの証拠として1991年にヨーロッパアルプスの高地で，ほぼ氷漬けで非常に保存状態のよい5,300年ほど以前に生きていた男性の遺体（通称アイスマン）が発見されました．彼は腰椎すべり症を患っており，腰痛持ちであっただろうことが推測されるのですが，鍼灸治療で用いる「ツボ」の位置に刺青でマークがされているという有名な事実があります．また，彼の腸内には寄生虫が確認され，その寄生虫に効果のあるキノコを持っていたという説もあるようです．

　中国の方々なら，お国自慢で「我が国が生んだ医療技術は5,000年の昔，全世界に……」とおっしゃるかも知れません（また，その

可能性を否定する根拠もないですが）．中国以外で発生した「ツボ療法」が中国に伝播し，後年中国で「経絡学説」という体系に整理されたという可能性もありますよね．

　まあとにかく，中国にすらきちんとした文字の体系がなかった（少なくとも現代確認できない）ずっと以前の時代から，ホモサピエンスの先達たちは，それなりの癒やしや治療の体系を作り上げていたに違いないでしょう．少なくとも 10 万年以上のトーナメントを勝ち抜いてきた「experience にベイスった」側面を有しているとはいえそうです．

　今でこそ，上段の如き自説を開陳する私ですが，初めて漢方や中医学の理論に対峙した当時の私は「なにこれ，観念的・思弁的・非科学的……」といった否定的感覚をいだいたものです．とはいえ，漢方的治療が確かに「効果的」な例もあるわけで荒唐無稽な側面を持つ漢方理論体系とどう向き合うか悩みました．

　本書編集者のアドバイスに従い，初学当時の自分を納得させた論理を語ることにいたします．つまり，「漢方理論は壮大な与太の体系である」という認識です．例えば教科書に曰く「血の機能はこれこれである．よってそれが不足する血虚証だと云々．そんな場合は補血法を用い……」非科学的，思弁的でしょ？

　しかし，少なくとも補血法が有効な病態はあるのですから，私自身は「補血すると改善するのが血虚証」という類いの命題をスタートにすることにしました．でもそれだけでは「どんなときに補血を考えたらいいのか」が分かりませんので，便宜的に漢方理論を学ぶというスタンスです．例えば「血」なら「皮膚や髪の毛，組織を潤し栄養する機能を持ったイマジナリィなサムシング」という認識ならば，初学当時の一応科学的教育を受けてきた私自身，なんとか受容できたことが回想されます．自虐的に言えば与太ですけどね．

　前段，換言すれば「漢方の諸概念は仮説である」ともいえましょう．漢方的治療は，証によってなされるべきと教科書は述べます（随証治

療とか弁証論治とかですね）．その時々に立てる「証」は仮説にすぎないと考えることは，臨床的な謙虚さや柔軟性につながると思います．

それから，中国語の教科書に不慣れだった頃「中英対訳本」の世話になったことを思い出しまして，なまじいろいろなニュアンスが想像しやすい漢字より，英語に訳されたものの方がわかりやすい側面があることも感じました．というわけで，同様の感性をお持ちの向きを想定して英語訳の紹介も取り入れました．

なお，本書の書名にある「本格的」というのは，あまりに大風呂敷では……とのご批判はありましょう．でも「はじめる」としたところに，ささやかな謙虚さを感じていただきたいところです．ちょっとだけ漢方的与太の世界をのぞいてみましょうという提言です．

例えば「咽頭異常感症≒梅核気に半夏厚朴湯」という有名な口訣（＝方剤運用のコツ）があります．打率の高いよく出来たフレーズだと思いますし，私自身臨床場面でこのフレーズを思い浮かべる頻度が高いことも白状します．でも効かなかったり副作用を訴えられたときそれだけでは困るでしょうという話です．

半夏厚朴湯というくらいですから，半夏という生薬を含んでいます．この半夏，生薬学書を繙きますと「燥湿化痰」といった効能が記載されています．何となくこの四字熟語から eliminating the wetness-evil という感覚分かってほしいものです．つまり，wet な邪気に対応するもの，逆に言えば「下手に使うと dry な副作用を生じさせるかも」という生薬であるのです．

前段みたいなことが，「漢方を本格的にはじめる」第一歩だと思います．では，どんな症候のときに「湿性の邪気」の関与を疑うべきかという与太を学ぶのが二歩めです．本書ではそんなことを綴っていこうと考えています．

ま，とにかく，漢方の世界をのぞいてみて下さい．ご案内役を務める所存です．

法則で学ぶ漢方医学総論
——この20の法則が本格漢方の基礎

　漢方医学の総論的なこともまとめて欲しいとの書肆から要請．当然ですね，対象読者は「初心者」ということをふまえると，対話体の方がわかりやすいかと考え，我が医院の非常勤医をやってくれている北田志郎先生に相方をつとめてもらいました．

　対話体というと，ちょっとふざりたように感じられるかも知れませんが，例えば重要な古典「黄帝内経」は黄帝という偉い人に岐白という名医が進講するという形式で書かれており，案外漢方指南本との相性はよろしいようで．お付き合いのほどを．

「さて，編集者から『漢方の簡潔な法則を提示してくれると……』といった要請があったね」
「そうですね，私もお手伝いしますから下田先生，その法則を立て

て下さい」

「はいはい，では」

法則1（案）：漢方理論は，すべて与太である

「えー，先生それを言っちゃおしまいじゃないですか．いやしくも先生は漢方指南本を作ろうとしているわけですよ」

「さすがに過激かな．では与太という表現は却下して」

法則1'（案）：漢方理論は壮大な仮説の体系である

「これならいいだろ？」

「うーん．下田先生は，漢方の理論，例えば我々が共通して頼っている中医学の理論は，厳密なエビデンスがない仮説的なものだとおっしゃりたいのでしょうが……」

「そう，だって例えば『肝は蔵血する・肝は疎泄を主る』なんて中医学的フレーズを初めて聞いてさっと納得できる読者はいないだろうし，追々本書でもその説明はするかもしれないけど，意味が分かったらかえって怒り出す人もいらっしゃるかもね」

「だから仮説ですか，でも結構役立つことも多いような気がするのですが」

「そりゃそうさ．役に立つからご紹介申し上げるのじゃないか．君の言うこともわかるから先の法則案は却下して，法則1の最終決定版をこうしよう」

法則	漢方理論は壮大な仮説の体系であるが，経験的事実
1	はふまえて役立つことも多い

「本当は，荒唐無稽なものも多いが，とか，エビデンスはないことが多いが，とか付けたかったのだけど，法則として掲げるためにはすっきりさせないとね」

「そう，確かにエビデンスがなく狭義の科学とは言い難いかもしれませんが，多くの経験に基づいていることは主張されても許されようかと思えます」

「まあ，言うなれば漢方方剤を語るのは，料理のノウハウを語ることと通じるような感覚があるよね．漢方処方もレシピだしね」

「料理の世界では，調味料を加える順番『さしすせそ』なんていうのが有名ですね．おばあちゃんの知恵的な……」

「そう．そんな経験から抽出された法則を大事にするのが漢方の世界だと思っています」

「下田先生は『医療はサイエンスでなくアートだ』なんておっしゃりたいのではないですか？」

「おい，十数年前の著書のフレーズ持ち出すなよ．気恥ずかしいのは否めないけどその通りですね．医療行為にも臨機応変な柔軟性がほしいと思った．で，そんな柔軟性を裏付ける根拠を，漢方の体系に見いだせたように感じたのが『精神医学系漢方医』を自称するようになったきっかけです．そこで 2 番目の法則は」

法則 2 ｜ 漢方理論は「同病異治・異病同治」をうまくやるためのものである

「なるほど，同病異治・異病同治というのは教科書にも書いてあります．同じ病気でもやるべきこと違うこともあるし，違う病気でも同じ治療でいいこともあるという指導原理ですな．西洋医学でも癌だってステージによってやるべきことが違うし，リウマチだろうがネフローゼだろうが状態によっては同じステロイド製剤を使うというようなことですね」

「そうそう，さっき料理のたとえを使ったから，その線でいくよ．例えばちょっと空腹状態の客を麺類でもてなすとして，夏の暑い昼下がりならさっぱり冷やした素麺なんてオツだろうし，冬の寒い晩

なら鍋焼きうどんかな．逆じゃいけませんよね」

「なるほど，おもてなしの立場で考えると，若い体育会系みたいなお客さんなら分厚いステーキなんかがごちそうになりそうですけど，華奢なご老人だったらどうか……ってことですね」

「もう一例，港町の旅館では新鮮な魚介類をメインに食べたいけど，山奥の温泉宿だったら川魚と山菜料理ってところでしょ．というわけで次の法則」

法則 3 ｜ 漢方治療には「因地・因人・因時制宜」が肝要である

「土地により，人により，時により治療は柔軟に考えろ．という教えですね」

「そう，教科書的書物では，例えば冬場は体を温める薬を多く用い，夏場は熱をとる薬を，なんてことが書いてあります．基本的に間違いではないと思うけど，夏期に職場のクーラーが効きすぎて体調悪い，といったことも間々あるから，古典や教科書にとらわれず柔軟に考えるべきだね」

「下田先生，漢方の診察で特徴的なことをまとめて下さい」

「はい，漢方医学は血液検査も血圧計もない時代の経験をふまえたものですから，自ずと我々の五感を用いたものになります．よって次の法則」

法則 4 ｜ 漢方の診察は「四診合参」することが肝要である

「これは望診・聞診・問診・切診の四つの診かたを総合して考えろ，ということですね」

「はい，読んで字のごとく望診というのは視覚情報を取り入れるこ

と，聞診というのは音声情報や嗅覚的情報を取り入れること，問診は西洋医学的問診とほぼ同じ，切診は脈の所見やや腹部などの触診情報をとることです.」

「下田先生は四診合参ということに，かなりのこだわりをお持ちのようで……」

「おっしゃる通り，後の項でまとめて語る予定をしていますので，本項ではこの辺で」

「そうですね，先ほどなにげに温める薬とか，熱をとる薬なんておっしゃいましたが，そろそろ具体的な話を始める頃合いでしょうかねえ」

「うん，私らオタクにとっては具体的かも知れないけれど，一般の方々には抽象的かつ不可解に感じられるであろう漢方の大命題を提示しましょう」

法則 5 ｜ 漢方理論の根底には「陰陽五行論」がある

「漢方の特質は『人間を一個の小宇宙とみる調和の医学』といえると思うよ.陰陽五行論をふまえた（身体内部の諸要素や環境との相互作用を通じた）調和をめざす医学なんだろうね.陰陽五行論とは人体だけの話ではなく，宇宙全体を論じる哲学的態度と考えています」

「陰陽五行って慣用的にひとくくりにされていますが，本来，陰陽論と五行論は発生が別とされているようです.従って陰陽論と五行論は別に解説した方が良いのではと思うのですが」

「そうだね，では陰陽論を具体的に法則化してみよう」

<table>
<tr><td>法則
6</td><td>陰陽論とはプラスとマイナスの様に相反する力の平
衡を論じるものである</td></tr>
</table>

「まあ，1行で言い切るのは乱暴だとは思うけれど，臨床的には一
番大事なところを言ったつもり．まずは図1をご覧いただきましょ
う」

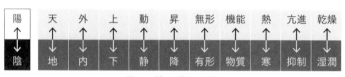

図1　陰と陽の分類

「わかりやすいところを言えば寒と熱の関係でしょうか，個人的に
はアクセルとブレーキの例えで，軽乗用車のブレーキシステムを
レーシングカーに付けても，逆にレーシングカーのエンジンを軽乗
用車に付けても，そんな乗り物はまともに運転できる代物にはなら
ない，と以前下田先生が説明されたのが秀逸と思っていますが」
「ヨイショはともかく，寒熱，より具体的に冷えと火照りという現
象を取り上げましょう．陰陽のバランスが悪い，換言すれば体を冷
ます機能と温める機能のバランスが悪いとき冷えや火照り感という
症状が発現する，と考えるわけです．体を冷ます機能を持ったサム
シングを陰に属するもの，体を温める機能を持ったサムシングは陽に
属するもの，と考えるというのがより厳密な表現かな」
「ちょっとはしょって説明すると，例えば火照りでいうと陰＜陽な
わけで，対策としては陰を補う（滋陰法）か，陽を瀉する（清熱法）
ということになるわけですね」
「そういうこと．陰と陽のバランスが崩れていると仮説を立てた場
合，治療的にどんな事を考えるかというと，ごく大雑把に次の法則」

| 法則 7 | 虚即補之，実即瀉之．要するに不足は補うし，過剰は瀉すのが漢方の大原則 |

「出来るか出来ないかはともかく，これが大原則ですね．また，この法則は陰陽論的アンバランスだけでなく，漢方的治療全般に言える事だとも思います」

「そうだね北田君．でも，漢方的治療全般に言えるということは，表面的には陰陽のアンバランスが目立たなくても，陰陽の側面はすべての場面に関わる証拠とも思えます．まあ，こじつけと言われるかも知れないけど……．具体的にどんな方法があるかということは，方剤解説をする後段に回します．では五行論にとりかかりましょう．まずは法則の提示から」

| 法則 8 | 五行論とは多数のエレメント間の動的恒常性を論じたものである |

「人間の体温は大体36度台で一定しています．この恒常性は本書読者には釈迦に説法でしょうが，発汗作用のように体温を下げる方向の機能と，筋肉活動のような上げる方向の機能があいまって保たれるものです．このようなプラスマイナスのせめぎ合いによる動的恒常性は，陰陽論の守備範囲と言えましょうが，例えば間脳・下垂体・内分泌器官の相互作用によって保たれる恒常性は，陰陽二元のバランスだけでは説明しにくいわけです」

「そこで五行論の出番ですね．下田先生になりかわり申し上げます．古代中国の誰かが"自然界の事物は，木的なもの，火的なもの，土的なもの，金的なもの，水的なものの五つの基本物質で構成され，相互に協調しあい抑制しあい平衡状態を保つことでこの世界・宇宙の恒常性を維持している"といったことを考えはじめ，それが哲学思想として成立したものが五行論だと思われます」

「そう，それが人体や生命体の理解にも流用されたというところと想像しています．五行の説明もお願いしますよ」

「はい，まずはこの図2の『木』に注目して下さい．木は火を生むと同時に，水によって生まれると見なされています（木が燃えると火を生み，水がなければ木が育たない，ということでしょう）．この五角形の外周が相生関係（木→火→土→金→水）です」

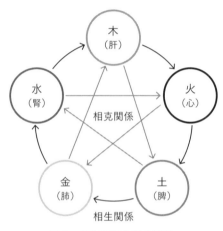

図2　相生関係と相克関係

「なるほどね」

「また，木は土を破って生えてきますが，金（金属）によって切り倒されます．このように五角形の対角線は一方が優位な関係を示します．これらを相克関係（木→土→水→火→金）と呼びます．ちなみに下田先生はこの『克つ』を抑制的にコントロールする，と表現されていましたね．こうして1つの要素（E）に対する関係性が最低4種類成立する（E1を生むE2，E1が生むE3，E1を克すE4，E1に克されるものE5，図3参照）ということで，構成要素は最小で5つになり，結果的に図2の五角形のような相互関係を持つはずだ，ということになります」

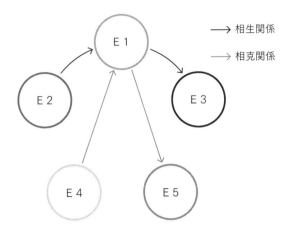

図3　ひとつの要素に対する相生関係・相克関係

「これを書くのは結構恥ずかしくてためらいがあるんだ．相当に荒
唐無稽と思われるんじゃないかな」
「良いじゃないですか．少なくとも中国の古典にもあることだし，
現代中医学の教科書にも堂々と書いてあることなんですから」
「まあね，図2の方は教科書にも書いてあることだからしょうがな
い気もするけど，図3の方は私の独断だからね」
「あれれ，先生，やけに弱気ですね．漢方理論なんて与太，と断言
された勢いはどうしたんですか」
「うん．漢方理論は与太といったときは，壮大な与太だけど使える
部分もかなりあるというメッセージと，また逆に使えなかったり，
鵜呑みにしちゃいけない部分も多いというメッセージ両方ありまし
てね．アンビバレントなわけですよ」
「鵜呑みにするな，というメッセージも発信しているのだから，堂々
と宣言しましょうよ」

五行の相生・相克関係から臨床的ヒントをもらえることが多い

「具体的に，相生関係でいえば土（脾）は金（肺）を生むことになっていて，肺に症状が出ているときに，脾に元気付けるような働きかけをすると上手くいくみたいな事とか……」

「そうそう，そのようなやり方を培土生金法なんていいますね．古典的に有名なフレーズで『脾は生痰の源，肺は貯痰の器』などという表現（つまり脾機能の変調は痰を生む素地になり，痰が症状を発現するのは肺であることが多い，といった意味）もありますよね」

「この際さらに言えば，イライラすると食欲がなくなる……なんて症状は肝（木）が脾（土）を克してると捉える（木克土・木乗土などという）こともありますね．気管支喘息に柴朴湯を使うのは，そういった考え方の実践編といえるのだろうけど，詳しくはお後のお楽しみということで」

「分かりました．確かにあの方剤は肝を意識していますよね．もう少しヒントにつながる具体的な法則も立てた方が親切なのでは？例えば折角下田先生の図3を出したのですから次のように」

図3のE1に症状が発現した場合，E1を生むE2を補うことやE1を抑制するE4を緩和することなどを考える

「そう．主要な症状発現の場であるE1だけでなく，他の臓器の関与を考える視点を与えてくれるということです．でも必ずそう考えねばならないという話ではないから，そういう事もある，くらいに何となく考えて欲しいところですな」

「しかし，歴代中国の名医たちがこの理論にのっとって考え，今に残る方剤を作ったことは歴史的事実である，と主張してもいいので

は，とも思えますよ」

「分かった分かった．では五行論をもう少し詳しく説明してください」

「はい．**表1**は自然界，生命活動における五行を示したものです」

表1　五行とは

五行	五季	五方	五気	五色	五味	五化	五臓	五腑	五体	五官	五志	五神
木	春	東	風	青	酸	生	肝	胆	筋	目	怒	魂
火	夏	南	暑	赤	苦	長	心	小腸	脈	舌	喜	神
土	長夏	中	湿	黄	甘	化	脾	胃	肉	口	思	意
金	秋	西	燥	白	辛	収	肺	大腸	皮	鼻	悲	魄
水	冬	北	寒	黒	鹹	蔵	腎	膀胱	骨	耳	恐	志

「この**表1**の左側は，主に自然界のありようを五行に当てはめたものです．この分類は，東洋文化の根底に流れていると思います．季節と色を対応させてみると，『青春』『朱夏』『白秋』『玄冬』ですね．また方角と獣を対応させると『東－青竜』『南－朱雀』『西－白虎』『北－玄武』となります．日本でも古墳の壁画などに，方角に一致してこれらの獣が描かれています」

「ついでに噺家がマクラで使う五色を読み込んだ狂歌を紹介しましょう．『まだ青い 素（白）人浄瑠璃 玄（黒）人がり 赤い顔して 奇（黄）な声をだす（音読して下さいね）』少なくとも江戸から明治時代にも，庶民的な演芸の分野にも五行論は入り込んで常識になっていたことは主張できると思うよ」

「さすが『落語的漢方のすすめ』*¹の著者ですが，そんなマニアック

＊1：落語的漢方のすすめ：佐藤純一・下田哲也共著（2014，中外医学社）
メディカル・エンタテインメントと称し，文体は柔らかいが内容は超硬派と下田は自称する．2002 ～ 2003 年に雑誌連載されたものをまとめた怪著．本書「00　漢方を本格的にはじめる」に相方 佐藤純一先生の執筆部分を引用しています．

な狂歌より，干支の十干である甲乙丙丁戊己……というのは，五行論相生関係の順番，きのえ・きのと・ひのえ・ひのと・つちのえ・つちのと……であることをご紹介した方がいいのでは」

「さすがだね．木の兄（きのえ）・木の弟（きのと）・火の兄（ひのえ）・火の弟（ひのと）・土の兄（つちのえ）・土の弟（つちのと）……ごく普通の日本人なら，気づかないうちに五行論的な概念使っているわけだ．この際だから何か一つ方剤解説やってよ」

「はい．『春の花粉症に小青竜湯』．春になって温かくなると体がゆるんで，ゆるみ過ぎると鼻水なんかが漏れ出てしまう．これが『風』の症状であるわけですが，これに酸味があり，引き締める力のある処方である小青竜湯で対応する，みたいなところでいかがでしょう」

「なるほど．酸がシメる，というのは料理界の常識とも通じるよね」

「次に表2の右側は，生命活動を五行に当てはめたところです．概ね，五臓は実質臓器，隣の五腑は管腔臓器ということができ，臓と腑はそれぞれ対を為しています」

表2　感情の身体への影響

怒	気上る（肝気が過度に昇発し，甚だしくは昏倒する）
喜	気緩む（血脈が弛緩し，甚だしくは精神を束ねておけず失神・狂乱する）
思	気結す（運化無力となり気機を鬱結させ，食欲不振になる）
悲憂	気消える（肺気が弱まり，意気消沈する）
恐	気下る（腎気不固により気が下がって二便の失禁がおこる）
驚	気乱れる（腎が志蔵されず，神のよりどころがなくなる）

「うまい酒がしみわたるところの五臓六腑ですね．もちろん，これらを現代医学の同名の器官と同一視してはならないけれど，この表にある五腑は昔の中国人も解剖学的には現代の認識とほぼ同一のものとしていたらしい．でも6番目の腑として三焦というのが当てられるのだけど，これは実体がない概念だから，少なくとも初心者を

自認する方は無視した方がいいと思います．もっとも鍼灸治療にも興味のある方々は，三焦経という経絡（気血の流れる通路）があるから，その機能は勉強すべきだけどね」

「ここではとりあえず五臓を解剖学的実体はともかく人体の機能を5系統に分類した場合の，それぞれの系統の象徴としておきたいと思います．『機能的ユニット』と言った方がわかりやすいかもしれませんね」

「機能的ユニットという表現は秀逸に感じるよ．先に否定的なコメントをした三焦という概念だって，いわば，実体はないけど機能だけあるユニットといえそうですな．本書で深入りは自粛するけど，実体はさておき機能だけ考えればいいなんて，逆に漢方理論を象徴するような概念ではあるね」

「お褒めいただきありがとうございます．そしてそれぞれの系統にさらに骨格系（五体），感覚器系（五官）などが配当されています．これらも現代医学の概念と似て非なるものですが，それなりに妥当性は感じます．例えば『金』の系統ですが，肺，大腸，皮膚，鼻とみていくと，よくあるアレルギーが発現する場ですよね．つまり喘息，アトピー性皮膚炎やアレルギー性鼻炎のような疾患の場です．西洋医学では肺の系統を人体と外界との境界として捉えており，この見方が臨床に使える示唆を含んでいると思えます」

「大腸がアレルギー発現の場というのはどうかと思うけど，皮膚疾患を扱うとき便通（大腸機能）に配慮するみたいなことですね．便秘はお肌の大敵，というフレーズは少なくとも日本文化に根付いた言葉になっていて，OTC医薬品の漢方系便秘薬に，肌荒れへの効能を謳っているものがあるよね」

「はい．まずはこの機能的ユニットという概念を読者のみなさまに受け入れていただくようお願いしたいと思います」

五臓とは，人体の機能を五つのユニットに分類した
場合の，各系統の象徴である

「ここで，表1（p.19）の右側の2列，すなわち五志と五神にどうい
うものが配当されているのかみてみます．五志，すなわち怒・喜・
思・悲・恐は感情の有様を指しており，これらはそれぞれが属して
いるユニットと関連が深いと認識されます」

「これはまあ，ものすごい与太話だよね．黄帝内経の解説書あたり
から引用したのかい？　一応2千年以上の由緒ある与太と保証する
けど，話半分で……」
「でもまあ，思い煩った末に食欲が落ちる（消化吸収系という機能
的ユニットは脾と認識されます），という結びつけは受け入れやす
いのではないでしょうか．恐怖のあまり失禁するというのも昔から
お話の中でお約束ですし」
「故 古今亭志ん朝演じる『火炎太鼓』に，一分で仕入れた汚い太鼓
が三百両で売れた道具屋が，喜び驚いた女房に『びっくりして坐り
小便してばかンなんな！』という名台詞があるんだけど，別に失禁
は恐怖感の専売じゃないでしょ」
「はい．でも，心身相関に相当する考え方は，漢方では古くから存
在していたと考えられる，という法則は立てられるかと」
「間違えてはいないと思うけど，別にそれは漢方の専売特許じゃな
いとは思うよ．西洋医学が心身二元論で心と体を分けちゃったから，
セリエ以後の人たちが西洋医学の内部に『心身医学』なんて先祖返
りしたような体系をこしらえた，というのが医学史的事実なんじゃ
ないの」
「なるほど，英語でもheartは心臓でもありココロでもありますもの
ね．先に挙げた法則案の"漢方では"というところは却下しましょ
う．それから，注釈なしでセリエ（Hans Selye, 1907-1982）といっ

て若い読者はわかりますかね？　ストレス学説を提唱した，心身医学の創始者みたいな人とご理解下さい」

「さらに言えば，spleen（脾臓）から splenic（怒りっぽい）という言葉が派生している．偶然かもしれないけど，中国語でも怒ることを『発脾気』というのは興味深いことです．日本語でも怒ることを『ハラ（＝消化吸収の場）を立てる』と言うしね．北田君の表2（p.20）が，今している議論に思いをはせるきっかけになってほしいな」

「はい．この話題は東洋対西洋，という観点で語るべきものではないと感じました」

「西洋医学では心身二元論の導入によって一度は切り離されちゃったけれど，反省されて心身医学なる領域が見直されてきた．自虐的に言えば漢方医学は未分化なだけかも知れないが，そんな見方が途絶えなかったことはいえると思う．そこで北田君の法則案を少し改変して，以下のように述べよう」

法則 12	漢方では心身相関的な考え方が重要で，臨床的にも活用される

「ついでに言うけど，現代中医学では黄帝内経に引きずられてか，心理的発症因子を『内因七情』などといっていますけれど，七という数字にたいした意味があるわけはないですね」

「はい，その七情は，私が表2（p.20）に示した怒・喜・悲・憂・思・恐・驚ですが」

「そもそも，素問では『憂』の代わりに『労』が入っていたそうな．心理状態を表現する漢字なんて，例えば歓・鬱・哀・悔など，山ほどあるわけです．別に五志より七情の方が2つ多いからより精密なんてことはないのだから，あまりまじめに勉強する必要はないと思うよ」

「下田先生，黄帝内経とか，素問とかとおっしゃっていますけど，どんな本なんですか」

「ごく大まかに黄帝内経という書物は現代，素問・霊枢といわれる2部の書物プラスαだそうです．書かれた年代は，分からない．紀元前80年頃書かれた芸文誌（当時存在していた書物のリスト）に名前が挙がっているそうです．陰陽五行論をふまえており現代中医学にもそのDNAを伝えています」

「先生は以前のご著書で，内因七情が云々と書かれていますが」

「はいはい，若気の至りです．でも七情のなかに『五志』は入っているでしょ．五志だけ五行論の流れで気にしていただければ十分すぎると思います．でもちょっとだけ手前味噌を言えば，七情というのも古典に見えるのに五行論が七行論にならないのは，図3（p.17）に示した私見の正当性を示しているのかな．小声で次の法則を提示して，このネタ終わらせて下さい．感情と五臓の関係です」

法則 13	過剰な感情の種類により，病気になりやすい臓器があるとされる

教科書的に「怒傷肝」「喜驚傷心」「思傷脾」「悲憂傷肺」「恐傷腎」である

「さて，北田君はこれから五志とか五神みたいな精神・心理的な概念について語りたそうだけど，ひとまずメンタル問題から離れて，五臓の身体的機能もざっと見ていこう」

「なるほど，精神的な問題がメインの場合でも身体症状は大切ですからね」

「うん，例えばエキスメーカーのパンフレットで，不眠症に適応がある方剤として黄連解毒湯と温経湯が挙がっているけど，前者は熱をとる薬で，後者は温める薬だからね」

「抑肝散と帰脾湯も不眠を適応症に持つエキス製剤リストに挙がっていますね」

「そう，抑肝散にしても帰脾湯にしても，各々肝や脾だけに効く方剤

というわけじゃないけど，主要なターゲットは肝である方剤，脾である方剤というネーミングだよね．身体的随伴症状を検討しないと使い分けが上手くいかないと思う．そこのところも法則にしてみようか」

法則
14
漢方的診療では，主訴がメンタルな問題でも，身体的随伴症状の検討が重要である

「もちろん逆に身体的愁訴がメインの場合，精神はファクターの検討が重要ということは言わずもがなとして，漢方的に考えると，不定愁訴のインタビューが楽になると思わないかい？」
「確かに不定愁訴というのは，西洋医学的にアイデンティファイ出来ないだけで，漢方的には『何故その症状が腹部なら腹部に現れるのか』を考えるべき事ですからね．下田先生は与太だ仮説だとおっしゃるかも知れませんが，仮想の機能的ユニットに訴えられた症状を定位できるのは，精神療法的意味もあると感じています」
「それは私も同感します．さて，身体症状を評価するためには，次の表3は出さざるを得ませんね．もっと詳しく書くべきなのかなとも思うけれど，詳しすぎると混乱を招きそうなのでこの程度にしておきます」
「表3のなかで，例えば蔵という字が肝では蔵血（肝蔵血），腎では蔵精（腎蔵精）として登場します．網羅的にやると，脾蔵営気，心蔵脈・肺蔵気，というフレーズも紹介すべきだろうし，蔵という字は『おさめ』と訓読みし，制御するという意味……と語りはじめると，本書の守備範囲を大きく超えそうなのでご勘弁ください」
「下田先生は，より簡略なバージョンも以前お書きになっていましたよね」
「うん，その簡略バージョンで十分なのかも知れない．表4に示しますね」
「なるほどですね．ちょっと手順前後かも知れませんが，先に『培

表3　五臓の機能と病理

	表裏を なす腑	生理機能※	病的状態
心	小腸	主血脈，主神名 ＝血液循環機能，大脳皮質の高次神経中枢など	動悸，心煩，不眠，多夢，狭心痛，譫言，めまい，意識障害，精神病状態，多汗，舌痛など
肺	大腸	主気，主皮毛，通調水道 ＝呼吸機能，皮膚機能，体液の運行を調節など	咳，喘息，胸痛，発声障害，喀血，鼻閉，咽痛，浮腫，皮膚乾燥，大便が堅くつかえるなど
肝	胆	主疏泄，蔵血，主筋 ＝情緒系中枢・自律神経系・筋肉運動系の調節，視力に関与など	乳房や側腹部の張り，いらいら，易怒傾向，痙攣，四肢の麻痺，しびれ，睡眠障害，視力障害など
脾	胃	主運化，主統血，主肌肉 ＝水分代謝，栄養代謝，抹消循環機能，筋肉を栄養など	腹張，腹痛，食欲低下，便通異常，だるさ，浮腫，嘔吐，体が重い，やせ，出血，内臓下垂など
腎	膀胱	主蔵精，主骨，生髄，主水 ＝生命維持，泌尿生殖，内分泌・脳機能・呼吸機能にも関与など	腰痛，種々の排尿障害，陰萎，浮腫，喘息，痴呆，耳鳴り，火照り，歯や骨の異常，毛髪の異常など

※生理機能には中医学での機能を先に示し，「＝」の後にそれに対応する西洋医学での機能
　を示した

（下田哲也：オモシロ漢方活用術，p.58，中外医学社，2015より一部改変）

表4　五臓の大まかな機能

肝	情緒・自律神経系＋造血系＋運動機能＋視力＋肝臓機能の一部＋α
心	心蔵血管系＋こころ＋α
脾	消化吸収系＋α
肺	呼吸器系＋皮膚＋α
腎	泌尿生殖系＋骨格＋内分泌系＋呼吸＋α（老年期に衰える機能は腎関係）

　土生金』なんて術語を挙げましたが，この表4をふまえて日本語で
読み直せば『消化吸収系を整えることで呼吸器症状の改善を目指
す』というふうになるわけですね」

「そういうこと．例えば『14　身体疾患にだって精神療法するといいのだ』に高齢者のCOPDの症例を挙げていて，そこでは共同意思決定（SDM：shared decision making）に焦点をあてた書き方をしていますが，よく見ると六君子湯，つまり消化器系への配慮が入っていることにも注目して欲しいところです（初診時処方では茯苓が入っていませんが，後日加えたことを申し添えます）．培土（脾の機能調整）もしているのです」

「煎じ薬の処方は初心者には敷居が高く感じられるところですが，意外とわかりやすいですね」

「うん，だから敢えて簡略バージョンを紹介したわけです．はじめはこの程度の認識でも良いんじゃないかな．この際だからさらなる簡略バージョンを法則として呈示しましょう」

法則 15	五臓の機能，スーパー簡略バージョン： 肝＝情動脳，心＝循環器＋高次脳，脾＝消化器， 肺＝呼吸器，腎＝老化で衰える機能

「先生，なんぼ何でもはしょりすぎでは？」

「そう言うなよ，各々にプラスαと付ければ納得せざるを得ないでしょ．とにかく大まかなところを押さえましょうよ．これだけで例えば先に挙げた木乗土（木克土）とは情動能の抑制が強すぎて消化機能に影響している，平たく言えば『イライラ腹立たしいので，食欲が出ない』みたいな状況をイメージできない？」

「分かりました．でも，の表5くらいは示しましょうよ」

「なるほど，北田先生らしい与太ですね．相当無理はあるけど，確かにそんな傾向あるかも知れない」

「与太＝仮説であることは認めますけど，先生だって以前，金元四大家の一人，張従正（字は子和，1156-1228）のエピソードを紹介して『以情勝情』療法に言及していたじゃないですか」

表5　情志の相互関係

相生（生み出す）：怒→喜→思→悲→恐	
怒生喜	怒ったらすっきりしてあとはニコニコ
喜生思	喜び勇んだあと「待てよ」と考える
思生悲	考えすぎるとネガティブな面ばかりに目が行って悲しくなる
悲生恐	悲しみ続けて勇気がなくなる
恐生怒	窮鼠猫を噛む，虚勢を張る，逆ギレ
相克（抑制的にコントロールする）：怒→思→恐→喜→悲	
怒克思	考えすぎている時には，怒ってみると思い煩いが消し飛んでいる
思克恐	考えることで恐れを克服する
恐克喜	思い上がりが一喝されてシュンとなる
喜克悲	悲しい時には無理にでも笑ってみよう
悲克怒	多くの復讐譚では主人公が怒りに任せて復讐に及ぶも，悲しみを知ることで終焉を迎える

「はいはい，思いすぎて眠れなくなった婦人の診察に，わざと酔っ払って行き，怒らせて治したという話ですね．つまり『怒勝思』の活用．でも医療訴訟が頻繁な現代の読者に，そんな危なっかしいことおすすめ出来ないじゃないですか」

「それはそうです．でも表5の日本語部分は確かに私の作文ですが，漢字ばかりのところや以情勝情という言葉は中医学の書物に出ていることですよ」

「ごめんごめん．君の執筆があまり遅いので，思い悩んでいるのかと考えて，ちょっと怒らせてみただけ．読者諸賢には，御自身の精神衛生に役立てることが出来るかもしれません．思い悩んでいるときは，怒って当然のニュースに目を向けてみるとかですね．さあ，そろそろ陰陽五行には一段落つけましょう」

法則
16

漢方の重要概念「気血水」とは，人体のダイナミックな恒常性（動的恒常性）を説明する3要素である

「では，気血水の説明に行きましょう．北田先生，まず気とはどんなものですか？」

「一言で答えにくいですが，呼吸では外から『清気』を取り込むとされ，消化器系で取り込んだ『水穀の気』と腎が持つ『先天の気』と合わさって『後天の気』となって全身を巡り，諸機能を果たす．とでも言えば合格でしょうか．どんなもの？　という問いが実体を求めているなら『清気』は別として，字面から『気体』と捉えられやすいですが，多くの文脈で『液体』としてふるまうもののようです．また，発病促進因子としての邪気という表現もあり，ややこしいですね」

「流石だね，教科書ではそれに続けて，気が持つ機能として，推動作用・防御作用等々解説していますね．だけど，本書ではそれらをすべて無視する立場からスタートしたいと思う」

「いくら何でも乱暴じゃないですか？　西洋医学だって生理学がなければ病理を語れませんでしょ」

「それはそうだね．でもここで語った『気』の性質は，いわば漢方的生理学だよね．西洋の生理学は実体を伴っているけど，漢方はそれがない」

「ではどうするんです」

「経験に立脚するしかないでしょう．治療的経験ね．エビデンスがないという批判はあり得るけど，上手い料理人は師匠から幾代も続いた経験則の蓄積を伝授してもらって仕事しているわけでしょ．それに倣う医療があってもいいと思う」

「生姜の効いたスープや羊のしゃぶしゃぶは体を温めるという類いの経験ですね」

「そう，気の機能は云々だから，気が不足すると……という従来のロジックでは，現代の読者はついてきてくれそうにないと思います．そこで法則を呈示しちゃいます」

法則 17	補気すると改善する症候を気虚，理気すると改善するのを気滞，補血すると改善する症候を血虚，活血すると改善するのを血瘀と定義する

「この定義なら，そもそも気とはなんぞや，という議論すらはしょれるから便利でしょ」

「なるほど，下田先生らしいお考えですね．でもこれだけだと，どういうときに補気したらいいかが分からないでしょうから，先生のご本から次の**表6**を引用しましょう」

表6　気・血・水が滞ると

気の滞り（気滞）	張って痛む症状，胸苦しさ，憂鬱感，いらいら感，不眠，悪心など
血の滞り（血瘀）	皮膚につやがない，色素沈着，静脈瘤，肩こり，月経痛，暗黒色の経血，固定性の痛み，出血，腫瘤など
水の滞り（痰飲）	狭義の痰飲：いわゆる喀痰 広義の痰飲：悪心，腹張，めまい，意識障害，水腫，浮腫，腹水，胸水など

（下田哲也：漢方の診察室，p.41，平凡社，2003 より転載）

「例えば気血水が滞ると，どんな症状が発現しやすいかを示されたものですね」

「まあ，私に敬意を表してくれるのはうれしいけど，あれは一般人向けの本だから，どうせならこっち（**表7**）を紹介しましょう」

「先生，確かにこちらの方が対策となる生薬もあがっていて，プロ向けといえるのかも知れませんが，記載はむしろ簡略になっちゃってるし……」

「字数が多ければいいというものでもないでしょ．シェイプアップされた表現とでもいってくれたまえ」

表7 中医学的な発症因子と対策となる生薬

熱	熱感，口渇，顔面紅潮，頭痛，易怒など 【対策】清熱法＝黄連，黄芩，石膏，知母，地黄，牡丹皮など
燥	口渇，皮膚や粘膜の乾燥，硬い便など 【対策】潤燥法＝地黄，百合，麦門冬，栝楼仁，玄参など
風	変動しやすい症状，痙攣，振戦，かゆみなど 【対策】熄風法＝天麻，蒺藜子，釣藤鈎，防風，荊芥など
湿	経過の長い停滞性の症状，消化器症状，むくみ，だるさなど 【対策】化湿法＝茯苓，白朮，沢瀉，薏苡仁など
寒	冷え，悪寒など寒涼性の症状 【対策】祛寒法＝附子，桂皮，乾姜など
気滞	腹や胸の苦悶，膨満感，張って痛い，憂鬱，いらいらなど 【対策】理気法＝香附子，枳実，陳皮，厚朴，柴胡など
瘀血	どす黒い顔色，静脈瘤，肩こり，痛み，月経関連症状など 【対策】活血法＝桃仁，紅花，牡丹皮，川芎など
痰飲	喀痰，悪心，咽頭異常感症，めまいなど 【対策】化痰法：半夏，貝母，陳皮，厚朴，竹茹，遠志など
気虚	元気がない，息切れ，食欲不振，だるさなど 【対策】補気法＝人参，黄耆，白朮，山薬など
陽虚	気虚＋冷えの症状 【対策】補陽法＝附子，桂皮，呉茱萸，乾姜など
血虚	顔色が悪い，皮膚乾燥，筋肉のひきつり，目のかすみなど 【対策】補血法＝当帰，芍薬，地黄，何首烏，酸棗仁など
陰虚	血虚＋熱的症状（潤いの不足） 【対策】補陰法＝地黄，麦門冬，玄参，沙参，百合など

（下田哲也：オモシロ漢方活用術，p.46，中外医学社，2015より転載）

「それはいいのですが，上の5つは環境要素みたいな発病因子で，教科書的には『六淫の邪（風・寒・暑・湿・燥・火＝熱）』とされているものでしょ？ 暑邪が抜けていますよ」

「六淫の邪から，暑邪が抜けているけど，暑邪と熱性の邪気ってどう違うの？ 少なくとも対策から見れば似たようなものでしょ．また，気虚・血虚という言葉はポピュラーだけど水虚って言葉はあまり使わないよね．『気血水』という言い方を重視するなら，水の不足という意味で津虚という項目を立てようとも思ったけど，それと

陰虚とどう違うの？　そう考えてみると区別しなければならない必然性が感じられないもので」

「なるほど，確信犯的に網羅性は切り捨てたということですね．では，同じ生薬が複数箇所に出ているのも，何かもくろみがあるのでしょうか」

「ご賢察の通り．生薬の効能の多面性を示したかったのですね．例えば『地黄』*2 という生薬は清熱・潤燥・補血・補陰といった働きを期待しうるということです」

「先生は前作『オモシロ漢方活用術』のなかで“証とは決意表明みたいなもの”とおっしゃっていましたね．同じ地黄でも，熱証に対応する意識が強ければ清熱薬といえるし，乾燥症状に対して用いるなら潤燥薬という感覚ですね」

「そういうこと．ついでに前作の二番煎じをやると，一杯の水だって熱中症で脱水しかけている人にとっては最高最善の薬といえるよね．そのとき『熱邪』に対応する感覚なら清熱薬だろうし，陰の不足に注目するなら補陰薬ですよね」

「便秘がちの人に『朝コップ一杯の水を飲みなさい』と指導するのは，その水に瀉下剤的効能を期待することですよね」

「さらに地黄に関して，見方を変えて五行論的な立場からいうと，肝腎を補うという薬効の表現もあるわけで，生薬の効能は多面的に理解するべきものだと思います」

「でも，それって初心の読者を想定すると，ちょっと要求水準が高すぎませんか？」

「そうかな？　例えば表7で，瘀血対策として紹介した桃仁は活血作用に加えて，潤腸通便（腸を潤し便通をよくする）作用があるとされる．エキスメーカーのパンフレットを見る限り，大黄含有処方

---

*2：ここでの「地黄」は干地黄＝生地黄とお考え下さい．国内エキスメーカーの地黄はほとんどすべて干地黄だそうです．

に関しては，副作用として『下痢・軟便の悪化』と書いてあるけど，桃仁を含有し大黄は入っていない桂枝茯苓丸なんかは，その注意書きが目立たない．でも処方した責任上，承知しておいた方がいいと思いますよ」

「なるほど．少なくとも下田先生が処方変更したときに言っている『漢方だから副作用がないなんて思わず，何か不愉快な事があったら連絡ください』という台詞はまねしておいた方が無難ですね」

「はい．生薬に期待する薬効の延長線上にある副作用（例えば桃仁の潤腸通便作用の過剰）に，意識的であるべきことは当然ですが，そうでないアレルギー的副作用の可能性も常に念頭に置くべきでしょう（小柴胡湯の間質性肺炎というのはまさにそういう副作用と考えています）．それやこれや，先に北田君が紹介してくれた私の常套句『何か不愉快な事があったら連絡』という台詞を踏襲されるべきと思います．というわけで，おすすめの一言を法則として掲げます」

法則 18 処方したエキス製剤を構成する生薬を生薬学教科書で調べる習慣をつけよう

「これなら，さほど負担にはならないでしょ？」

「つまり，ここまでの話ではしょってきた，この生薬はどの臓に効くのか，といった情報も学びなさいということですね」

「そういうこと．例えば『07 「神田橋処方」の運用』で，所謂『神田橋処方』の解説をしていますが，基本処方にプラスされた生薬の効能を考えることが臨床能力を高めることになると思います」

「下田先生，そろそろ総論部分が終わる頃合いですが，何か締めの一言ありませんか」

「そうですね．これまで本書の如き漢方指南本の著者にあるまじき書きよう，つまり漢方は仮説だ，与太だ，と否定的な表現をしてきましたが，最後に本音を一言」

法則 19 | 漢方とは東洋のクリニカルパールの集成である

　少なくとも私は，そう感じたからこそ本書みたいな著作を作る程度に漢方オタクになったのです．パール（真珠）というのは貝が体内に異物を感じたとき，それを無害化するために形成するものと言えるでしょう．私も臨床医なりたてのころから，様々な疑問を感じていました．それは真珠を作る貝にとっての異物のようなものと言えます．

　後年個人的なご指導をいただけるようになった神田橋先生のご著作や，漢方の体系を学ぶことで臨床的な疑問を解決していけたように回想しています．その過程は貝が異物を真珠にして無害化するのに例えられると感じます．

　私の前々作『落語的漢方のすすめ』で相方を務めてくれた佐藤純一先生の台詞ですが，若い読者に提示したいと思います．

法則 20 | 医学は知識かも知れないが，医療には「知恵」が肝心である

　漢方は「知恵の源泉」となりうる体系と信じています．冒頭で「漢方理論は与太」と乱暴なことを申しましたが「漢方理論をふまえると，知恵をひねり出す素地となりうる」とも考えています．本書では，いちいちその与太性，仮説性について以後お断りはしないでしょうが「与太だけど（科学的エビデンスはないけど）経験的に良いよ」といったことを書いていくつもりです．諸賢の臨床の参考にして下さい．

私の四診合参論

　四診合参というのは，中医学の教科書にも出ている言葉で，望間問切の4つの診察法から得られた情報を総合的に判断して臨床すべし，という意味と考えられます．本書ではこれを漢方的診察の基本と考えているのは，法則を提示した項に述べたとおりです．

　漢方は検査機器などほぼ皆無であった時代の医療体系ですから，診察者の五感に頼るのは当然のことだと思いますが，私が初めてこの言葉にふれたとき連想したのは神田橋先生だったのです．その感覚をご理解いただきたく，本項を企画しました．おそらく神田橋先生が『診断面接のコツ』や『精神療法面接のコツ』をお書きになったとき，四診合参などという四字熟語は意識されていなかったと思います．しかし，面接しながら患者の状態を望診・聞診し，治療者としての対応を調整していく名人芸こそ，四診合参の名にふさわしい

と考えています．四診合参というキーワードを意識すると臨床が豊かになると思います．まずは「私の四診合参論」．私でもたまには硬めの文章を書きたくなることもあるんです．普通の漢方教科書とはちょっと違う切り口ですが，おつきあいください．

傾聴について

　近年，医療面接の方法が医学部でも教育されるようになったことは好ましいことである．ただし，そんな教育を受けた学生諸君の実習を受け入れた体験から，その教育効果ははなはだ不十分と感じたことは，前作『オモシロ漢方活用術』でも書いた．二番煎じ感はあるが，表題の下で再考する．

　医療面接教育においてオープンエンドの質問の重要性が説かれ，さらに患者の発言を傾聴すべしと教えられているようである．確かにそれは良いことだと認めるが，オープンエンドの質問を投げかけ，文字通りの傾聴をひたすら行うと，臨床的に意味のある情報収集ははなはだ難しいことが多いようだ（前作ではなじみの患者さんの協力を得て，実習学生に40分の時間を与え病歴聴取させた結果「まだ10分の1もお話ししていません」という漫画的結末となった経験を書いた）．

　傾聴という行為の目的はそこから共感や支持につなげることになろうが，傾聴することがまず目指すのは被傾聴感を与えることであろう．つまり「聞いてもらえた・分かってもらえた」という感覚を相手に与えることである．これには，「誠心誠意に傾聴」する真摯な姿勢も大切であろうが，精神論だけではなく，技術も必要と感じられる．傾聴とは患者に「自由にしゃべらせる」ことでは決してないと言っておこう．

　その技術を控えめに一言でいうと「オープンエンド＊1で始めた質問を適切なクローズドエンドの質問で締める」ことだと考えている．「適切」という語について補足すれば「相手から肯定的な返答が期待できる」と言い換えてもよい側面を持つだろう．

　具体的な例えをいえば，患者の言葉には曖昧な言い回しがままあろう．それを感じたとき「あなたの発言を，こういう風に理解したけどいいですか？」といった風にクローズドエンドの質問を投げかけることである．必要ならば「私の理解でちょっとニュアンスが違うことがあったら指摘して」という補足をつけるのも良いだろう．少なくとも「私はあなたの問題を真剣に理解しようと思っている」ことを伝えるメッセージたり得るだろうから．

　割合に安全な言い回しとして，「あなたの問題はかなり把握できたけれど，100％の理解に至ってはいないと思う……」といった前置きをしておくのは有効であろう．また，そういった謙虚さが必要と考える．

四診それぞれが持つ意味の軽重

　さて，本項は「医療面接技法論」のつもりで書いているのだが，そのために中医学的な「四診合参」という発想が有用であると主張したいのである．四診とは「望診・聞診・問診・切診」であり

＊1：オープンエンドの質問とは英語で言えばhow？ や why？ といった形の質問．クローズドエンドの質問は yes/no で答えられる質問をいう（英語なら which？ の質問もこちらに入るだろう）．

「難経・第六十一難*²」に紹介される「望じて知るのが神，聞いて知るのが聖，問いて知るのが工，切して知るのが巧」というフレーズから，古人は前二者の価値が後二者より高いと認識したのであると推測される．この難経のフレーズを「ちょっと見だけで診断できるのが名医」と解釈する向きもあるが，それは浅薄であろう．

さて四診の意味をまとめておこう．望診とは視覚的情報を取り入れること，聞診というのは聴覚のみならず嗅覚の情報を解釈することも含む．問診の情報は患者から語られたものを取り入れることで，切診は脈や腹部などの所見をとることをいう．

前段のように記すと，聞診も問診も同じく聴覚による情報でどこが違う？という疑問を抱かれようが，聞診で取り入れるべき情報は患者の声の調子（明るい雰囲気とか陰鬱な調子といったこと）も含むものであり，問診で分かることは「言語として語られたこと」というふうに本稿では限定して用いたい．

神田橋は「所見のとらえ方」を論じ「生理＞行動＞言語」という不等式により所見の重要性の序列を示した．言語，すなわち「そのまま文章化できる所見」より，生理や行動面に現れる現象（例えば「涙を流しながら」とか「わなわなと震えながら」といったこと）の方が，臨床医として重視すべき所見である，という神田橋の主張は正当なものであろう．さて，この神田橋の視点から難経のフレーズを見直すと興味深い．生理や行動面の所見というものは望じたり聞いたりするものであるといえるだろうから．

＊2：難経の原文は「経言望而知之曰之神……」であるという．「経言」ということは，歴史的に先行するテキスト（経）があり，それについての問答形式という体裁をとっている．山田慶兒先生によれば「診断法として四診を初めて挙げたのは"難経"（岩波新書599「中国医学はいかにつくられたか」）」だそうであるが，難経に先行し四診について言及したテキストがあった（今は散逸している）という前提で，筆者の解釈は先行するテキストの意味を素朴に評価したものと理解されたい（なお，難経というのは「ムヅカシイ経」ではなく，この書名の「難」とは，Q&A形式で書かれたものという意味である）．

　念のため付記すると，望診とは「舌診」を含む概念ではあるが，それよりずっと広いものであるべきものと考える．中医学の教科書にあたると，望診についての解説部分で「舌診」に多くのスペースを割いており，望診＝舌診であるかのような誤解を与えやすいと思う．もちろん舌診が不要とはいわないが，より重要なのは，患者の表情や話し方などから心身の状態を判断することだろう．しかし，残念ながら中医学教科書の記載において，そういった情報を把握するための説明[*3]は，はなはだ貧しいと感じる．

　患者の心身の状態を把握するためには，神田橋の言うとおり文章化できる患者の発言もさることながら，その表情や声の調子なども重視するべきだろう．それは四診でいうと望診や聞診に属する事であろうが，その技術を言語化するのは，確かに難しいことであり，教科書が言語化しやすく，画像も載せうる舌の所見解説などに多くのスペースをとるのは理解できる．ただ，確かに望診や聞診の技術を言語化することは難しいといえるが，「言語化」が難しいのであり，誰もが持っている当たり前の能力にふたをしない態度をとれば技術自体はさほど難しくないと考えるべきだろう．

　確かに文章化出来る言語を介さなくても，対峙している人の怒りや恐れ……といった感情は面接者としての「第六感」で感知されうるものであるが，現代社会で医業を営む者として「第六感で」とカルテに記載するのははばかられよう．

　まず推奨しうるスタンスは，「自らの感情も観察対象とする」ことである．H.S.サリヴァンの「関与しながらの観察」といった概念と通底することと考えるが，実際のカルテ記載でいえば「診察者として，"その時○○という印象を持った"」という主観的事実という

＊3：教科書では，例えば意識障碍の徴候として，循衣摸床（布団や衣服をまさぐる症状）などという言葉が紹介されている．確かに傷寒論の陽明病を論じたところに出てくる，由緒正しい成句だが，こんな言葉を覚えたところで臨床的には役にたたいと思える．

意識で記載するのは許されるだろう.

例えば「診察時, 患者は非常に緊張感が強い印象をも持った」という主観的記述は「診察時, 診察者は『患者は緊張が強い状態にある』という仮説[*4]を立てた」と換言できよう. 緊張感の強度を察知するなんて困難といわれるかもしれないが, "察知しようとする意思がなければ困難かもしれないが, 意思があれば意外と容易"と考えている.

有機的四診合参

さて, これまで望診と聞診の価値ばかり述べたが, 問診も重要であることは言うまでもない. 四診合参というのは, 4つの情報収集法を独立して行うという意味ではなく, それらが有機的に関連し合う診察をなすべき, という意味に解釈したい.

つまり, 望診と聞診によって得られた情報をもとに, 問診における語りかけは工夫されるべきといえるし, またこちらが投げかけた問いに対する反応を, そのまま記録できる言語としてだけでなく, 表情や口調の変化なども望診・聞診するべきだと考えている.

前段, 難しい要求をしているようだが, さほどのことではない. 少なくとも望診・聞診情報を問診するときの語りかけに反映させ, また問診の問いかけに対する反応を, 生理・行動レベルで望診・聞診しようとする構えが, 読者の面接技術を高めてくれるものだと考える.

---

*4：「仮説」なのであるから, 後日反省し修正する努力をすべきことと考える. また, 仮説から予測をたて, 後日, 再診の機会にそれを反省し仮説の修正を図ることは臨床能力の向上に資すると思える. 具体的には再診時に「前回はずいぶん緊張されていましたね」とい言った類のクローズドエンドな質問をするなどして, 以前立てた仮説を確認したり充実させることを勧めたい.

　また，その構え（四診を有機的に関連させて診断面接を進めようとする姿勢）は狭義の診断面だけでなく，治療法決定の過程にも有用と思える．

　そもそも診察は何を目的にするかといえば，「診断のため」といえるだろう．そして診断することの目的の一つに，その患者に合った治療を決めることが挙げられよう．とりわけ漢方薬をも用いる診療では，ICD などの診断基準に基づいた診断を確定しても，その診断名と漢方方剤は one to one に対応するわけではなく，様々なバリエーションがありえる．

　例えば，鹿児島でお仕事をされている神田橋先生ご自身から，『07「神田橋処方」の運用』で述べる「神田橋システム」を用いた処方を受け，ある程度満足できる効果を自覚しているケースのフォローを東京の開業医である私が依頼されたという想定で述べてみる．

　まず神田橋システムの効果を実感されているのだから，基本的にそれを外す方向は考えにくい．具体的には86〜104ページの表1，表2から選んだ組み合わせを考えることになる．

　さて，では紹介を受けた初回から処方調整を始めるか否かは，軽々に断じるべきではない．まずはやんわりと，「処方を少し調整してみる選択肢もある」という提言を投げかけ，その反応を望診や聞診すべきであろう．

　患者の反応の両極を示せば，「神田橋大先生の処方を，お前如き三下が変えるな」という極と「神田橋先生も下田先生のことをとても信頼してご紹介くださいました．よろしく加減してください」という二極がある．

　神田橋先生は筆者を好意的に紹介してくださっているので，文字通り前者のような「ことば」の反応はいただいた経験はないが，望診や聞診の情報で，「余計なことする先生だな」というニュアンスを感じることはままある．そんな時は神田橋先生の処方をあえて変

えない方が安全と判断できる．少なくとも「ノセボ効果*5」は引き起こしたくないものだ．

　もちろん，初診時から心底後者のような反応されるケースもある．また面接を繰り返すうちに，信頼関係が育ち，はっきりと筆者による調整を希望するようになることもある．

　要するに四診は互いに有機的に影響し合うべきもので，独立したものではないと考えている．治療者の問いや語りかけは，望診や聞診情報の関数*6であるべきと考えたい．患者の苦悩をうまく捉え言語化できたとき，言葉を換えれば「適切なクローズドエンドの質問がなされたとき」患者は「被傾聴感」を得ることができると考える．そんな「被傾聴感」を患者に与え得た瞬間，患者の表情に「喜び」を望じられることがある．次なる質問や語りもそれまでの面接課程を踏まえて考えたいものだ．

　面接中に患者のスキャンニングを行うにあたり「四診合参」というフレーズを意識することが有用だと考えるゆえんである．

四診合参についての座談

　これまでのところを，我が医院の非常勤医師をしてくれている北田君に読ませたら，割に面白い対話が生まれました．拙論の趣旨を補足する意味で，雰囲気を紹介します．

「先生，独自の四診合参論の展開ご苦労様でした．とても興味深く拝読しました」
「あれ，私"独白"の考えを語ったつもりはないんだけど．拙論は

---

*5：要するにプラセボ効果の反対，心理的影響による副作用のことである．
*6：相手の反応に応じて治療者の語りかけを工夫すると換言できようか．

みな，老中医の先生方から盗んだところだと思っています」

「そうですか．私も老中医と呼ばれる方の診察に陪席したことあ
りますけど，どなたもそんなこと教えてくれませんでしたよ．そ
れに四診合参って，例えば呼吸器病で，舌がぼてっとして舌苔が
ねちょっと厚く（望診），咳の音は痰が絡んだようで（聞診），暴飲
暴食すると悪化して（問診），脈は滑脈（切診）というような時に
『脾失健運・痰湿阻肺』などと四診を総合して判断することでしょ」
（ひしつけんうん）（たんしつそはい）

「流石ですねえ，もし研修医がそんな風にプレゼンしたら褒めること
にやぶさかではないですよ．君が例示してくれたのが『教科書的四
診合参』ですな．それはそれで価値のあることだと思いますけどね」

「先生がおっしゃっているのは，例えば『問いながら望じ，望じな
がら問いを考える』みたいな事ですよね」

「そう，これ実は神田橋先生のパクリあるいは翻案だとも思ってい
ます．私が初めて中医学に接したのは精神保健指定医になってから．
まあそれなりに精神科医としての経験を積んでからなんです．そこ
で四診合参という言葉に出会ったわけ，その時私『これ神田橋先生
がおっしゃっていることじゃない』と思ってしまったということで
す．中医学教科書には神田橋先生がいわれているような記載は貧し
いなと感じている次第」

「なるほど，本文中にもあるような，四診の情報がお互いに影響を
与え合う感覚ですね，でもそれって神田橋先生の名人芸なんじゃな
いですか」

「うん．神田橋先生が名人芸の持ち主であることは認めますが，老
中医といわれる先生方や"臨床が上手い"と評される先生方は自然
にやっている事だと思う」

「そうですかねえ」

「そうだよ，君だって老中医とつきあいがあるのなら，"患者が診
察室に入ってきた時から診察は始まる"といった説教を受けなかっ
たかい」

「確かに，そういった指導はありました」

「そのタイミングから出来る観察法は，望診といえるのではないかい？ そこで彼らは多くの情報を仕入れているわけさ」

「なるほど，舌診だけが望診ではないわけですね」

「確かに彼ら老中医は脈をみて，ベロをみる，そしていくつか問診をして診断（弁証）してそれなりに打率の高い処方をする．でも彼らは診察室に入った瞬間からの望診所見を言語化する能力がないんだろうな．だから舌診や脈診の所見を陪席者に説教するのだろうね．これは昔，精神科救急をやっていたときに似たような感覚を抱いたから確かだと思うよ．脇に研修医やら学生やらがいたら，言語化しやすい所見を説明するしかないよね」

「要するにカルテ書くのに，妄想知覚が云々被害的な幻聴が云々というようなことが必要だとおっしゃっているわけですね」

「そう，だけど，例えば『世界の終わりが近づいています』と文字にしてみれば同じ言葉でも，警察官に連れられておびえた表情をしながら精神科救急診察室で語られたものと，街角で宗教団体のパンフレット配っている人の台詞じゃ全然意味が違うでしょ？ 意味を決めるためには，やはり望診・聞診所見が重要だということも言いたいね」

「なるほどねえ．私は説得力あるご説明だと感じました．それはともかくとして，先生にしては珍しく難経など引用されていましたが……」

「いや，あんな古典をきちんと読みこなせるわけではないんだけど，まあ『四診』という言葉の出所とされているから名前を挙げただけで……．難経自体というより，本文でも言ったように難経に先行するテキストを意識して書いています」

「難経というと，陰陽五行論をベースにしているとの評判がある古典みたいですが」

「はい，そういわれていますね．でも，中医学の教科書に書いてあるような『五行』ではないところもあるようですし，諸賢が深く研

究されることをお止めすることはいたしませんが，臨床の足しには
ならないでしょうね．大体，あの六十一難，つまり『望じて知るの
が神……』という有名なフレーズが書いてある章は，その前後と比
べるとちょっと異質なんですな」

「というと？」

「その前後の章は，経絡やら病症について語っているのだけど，こ
こだけ診察法総論なんだよね．望診については"五色"を見分けろ
云々でして，現代の皆様には役に立たない記載だと断じておきます」

「なるほど．その直前の数章は下痢やら精神症状やら"鑑別診断"で，
直後からは経穴の話になっていますね．確かに問題の"第六十一難"
はかなり唐突な印象ですね．そもそも，この難経というのは，いつ
頃成立したものなのですか」

「そんな難しいこと聞かないでよ．専門家のあいだでも確定はして
ないらしい．一応黄帝内経（こうていだいけい）よりは後で，傷寒論より先行している
みたい（後漢〔AD25-220〕の頃らしい）です．でもねえ，本書『00
漢方を本格的にはじめる』でも語ったけれど，文字の記録が確認で
きるようになっているのは，人類史からいったら極々短い最近のこ
とだろうからね．より長い期間に醸成された口伝の結晶が後年文書
になったものという風に考えたいね．ま，これは別に難経に限った
事ではなくて，黄帝内経や傷寒論なんかもそうだけど」

「先生って割にロマン派なんですね．でも，たしかに5千年以上前
の"アイスマン"の体に経絡のツボを示すタトゥーがあったという
ことを考えると，先生のご想像も説得力ありますね．ところで，四
診合参という言い方はかなり下って清の時代？　といわれているみ
たいですね」

「難しい質問を連発するねえ，知りませんよそんなこと．ただし現
代において，中国語や日本語で書かれた中医学教科書的書物におい
て「かなり価値の高い指導原理」と評価されてることは事実だよ
ね．ま，とにかく私はこの言葉を知ったとき，神田橋先生を連想

しちゃったところから，興味が膨らんだわけで，本項は私の思い込みなんですわ．でも，ちょっとは臨床のお役に立てる思い込みかと自負もしています．少なくとも中医学教科書の"循衣摸床"やら"撮空理線"なんて言葉覚えるよりは数層倍価値があるとは思っていますよ」

「後年，神田橋先生が漢方にも言及されるようになったことも興味深いですね．あ，それから神田橋先生と親交のある中井久夫先生も漢方や中医学にご造詣が深いようですね．先生のおっしゃっていること，神田橋先生のパクリとおっしゃっていますけど"非言語コミュニケーションの活用"といっても良さそうですね」

「そう言った方がわかりよければそれでもいいや．非言語コミュニケーションでネット検索すると"自分を表現する技術"といった感覚の記載がたくさん出てくるけど，相手の non verbal な表出も積極的に取り込みたいものだね．それを中医学言葉で言い換えれば"望診・聞診情報の重視"となるんだけど……」

「なるほど，それではそろそろまとめて下さい」

「そうねえ，四診合参でいえば，4つの見方は各々独立したものではなく，有機的に関連づけられるべきものだと思う．具体的には望診や聞診で得た情報を問診の方面（つまり問いかけや語りかけ）に反映させるセンスがあらまほしい．また問診における『問いかけ』に対する反応を望聞診する意識を持つべきだ……といったところかな」

「もちろん，診察者として非言語的メッセージを発信する意識も必要なんでしょうね」

「そうですね，あたりまえすぎることだから気が引けるネタでした．本項が退屈なものとお感じになったのならお詫び申し上げます．でも『初心者に説教する一つの類型』は示せたのではないかという自負はあります．諸賢が後輩への教育する場合の参考にでもしていただけたらうれしいな……ってところで」

神田橋條治
「精神科診断面接のコツ」について

　『02　私の四診合参論』に書いたように，私が初めて「四診合参」という言葉にふれたとき，第一番に連想したのが神田橋先生でした．患者の表情や声のトーンを望診・聞診し御自身の語り・問いかけに反映させる方針を連想したということです．神田橋師には多くの御著書があるのですが，私のイチオシはなんと言っても『精神科診断面接のコツ』（岩崎学術出版社，1984年）です．というわけで，本項はそのご紹介です．

　望診を重視することは（望診という用語を師は用いておられませんが）師も述べておられます．例えばその第4章で，師は有名なペンフィールドの小人，すなわち大脳皮質における運動局在の図）を紹介し「逆立ちした小人の各部分の大きさは，表出される情報の量に比例」すると述べ「この図を時折思い浮かべながら患者を観察」することを勧めています．

師にとって，「目は口ほどにものを言う」ことは当然として記載すらしていませんが，ペンフィールドの図から，「目の動きに注目すれば情報が多いのは自明のこと」であるのでしょう．師の慧眼は，従来あまり注意が払われにくかった口唇周辺の情報に注目すべきだと指摘されているところだと思います．言葉遊びをすれば，「口は目ほどにものを言う」とおっしゃりたいのでしょう．野暮な言い換えをいたしますと「目や口唇周辺の動きを観察することから得られる患者の精神状態に関する情報は，言語的に発信される情報と比して勝るとも劣らないか，それ以上のものがある」とでもなりましょうか．

　師はこう言います．「口唇周辺に注意を払うだけで，診断技術は

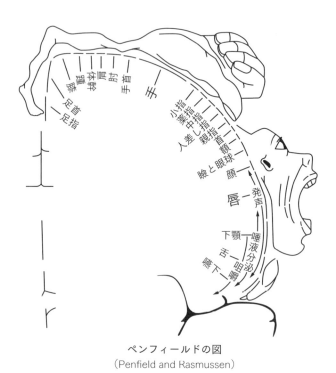

ペンフィールドの図
（Penfield and Rasmussen）

48

即座に向上する．試みに目前にいる人の口のまわりの力の入り具合をまねてみると，その人の人柄や気持ちの状態が容易に推察出来るものである.」読者諸賢もお試しいただきたい．納得できると思います．ここのところ「神田橋流望診のコツ」といえましょう．これだけでなく師の本にはいろいろな「コツが」満載です．読者の専門科が何であれ，ご一読をおすすめしたいです．

四診を有機的に関連させた面接を

　さらに望診情報を面接者や治療者としての働きかけに生かすべきだということも主張されます．師の表現を引用しましょう．

　家族など付き添い者がいる場合，どういった面接形式をとるかという状況で"はじめは，皆さん一緒に話きくのでいいかなあ，一対一でもいいんだけど……"というようないい方になる．この誘いの言葉を語っている最中もスキャニングは続いているので，途中から判断がかわって，次のようないい方になってしまうことも多い．"はじめは，皆さん一緒に話きくのでいいかなあ"といったところで，患者の表情に不快感が表出されるのをみてとると"精神科の診察は，本当は一対一ではじめるのがよいんで，あなたがそれでもよければ，はじめ一対一で会って，あとでお家の人の話もきくことにしましょうか？"と後半がかわってしまったりするのである．

（精神科診断面接のコツ，第6章より一部引用）

　前段にちょっと蛇足を加えると，師の注意は患者のみならず，家族などの付き添いも含めた「その場」全体に及んでいるのであろうことです．師は「空中の眼」といった表現もなさっておられますが，治療者自身も登場人物の一人である場全体を観察する姿勢なので

しょうね.

　H.S. サリヴァンの「関与しながらの観察」という表現を拝借すれば「関与しながら観察し, 観察しながら (所見を取り入れて) 関与する」姿勢とも言えましょう. そうして得られる情報を漢方的に表現すれば, 望診や聞診の情報です, それと面接者や治療者としての働きかけ (当然問診に属する語りかけも含む) が有機的に複合する神田橋流の診察を漢字で表現すれば「四診合参」となるのではないでしょうか?

感じること・感じさせること

　もちろん問診も重要です. 先生は第8章「問うこと」で「この第8章が, この本におけるメインデッシュ」と宣言されもしています. とはいえ, 当然ながら問診という情報収集の行為は「問うこと」だけで完結するものでなく「聴くこと (師の第7章の表題)」とセットになるわけで, 7章と8章に師の問診論が語られているといえましょう (ほかの章が無関係という意味ではありませんよ).

　先生は「人を動物界の種, ヒトとして考えるときは, 語られるコトバを鳴き声の一種として取り扱うのが正しい」と断じられます. すばらしい的確な表現だと感じます. 私が39ページで述べた「誰もが持っている当たり前の能力にふたをしない態度」を実践するための具体的な指針といえるでしょう. 本節見出しの言葉を用いれば「感じたことを取り入れた面接を目指そう」ということです.

　諸賢が愛犬家ならば, お飼いのワンちゃんが心穏やかに飼い主たるあなたに甘えているのか, おびえて緊張しているのかその時の行動や, 鳴き声によってわかりますよね. それが「当たり前の能力」です. この能力は「医師でなければ持ち得ない」ものでは決してありません. 患者さんも持っていることを想定するべき能力です.

　師は第7章「聴くこと」で「ほう」とか「なるほど」とかといった，話を聞きながら発する「合いの手」の工夫に関して述べ，そういった合いの手を「鳴き声的」と言い「非言語レベル表現」を意識するよう勧められています．面接相手も持っているであろう「当たり前の能力」を想定した，non verbalなレベルでのコミュニケーションを意識すると，臨床家として一皮むけると思います．野暮を承知で，蛇足を加えると「面接相手にこちらを望聞診させる」と言い換えられましょう．見出しの言葉を使い換言すれば「相手に『感じさせる』情報を投げかけること」となりましょう．

　この点に関してちょっと長いですが次段に精神医学界の巨人，中井久夫先生の「神田橋先生のいる風景（みすず書房，『日時計の影』に所収）」の一節を引用します．

　（神田橋）先生は相槌がうまい．面接でもきっとそうだろう．先生は「ほう」という一語を何十と使い分けられる．「ヴァーバル・サイコセラピーというものはない．あるのはヴォーカル・サイコセラピーだけだ」というサリヴァンの言葉に先生は大いに賛成である．テレビに向かってしきりに相槌を打って，ご家族に不審がられたそうである．「職業病じゃ」と返されたとか．相槌は語調だけではない．タイミングが9割である．

　さすが読売文学賞までとった名文家ですね，諸賢には中井先生の文章を味わって欲しいものですが，立場上野暮な補足をつけます．verbalとかvocalというと音声的なやりとりが重要ととられかねませんが，visualな情報のやりとりの重要性は当然という前提で語ります．
　つまり両先生とも「ヴォーカル・サイコセラピーだけだ」というサリヴァンの言葉に共感を示していらっしゃるわけですね．ここにいうヴォーカルというのは先にあげた表現で言えば「鳴き声的」ということに通底しましょう．音声レベルでいえば，診察室の会話は，

言語的（verbal）なものだけではなく鳴き声的（vocal）なもののやりとりであると意識することは大切だと思います．ヴォーカルな情報を重視することは，難経に先行するテキストが「聞而知之曰之聖，問而知之曰之工」と問診情報より聞診情報を上位に見なすこととも通底しましょう．

　さて，診察室の対話はvocalな情報のやりとりと記しました．老婆心ながらとりわけ初心の読者にご注意申し上げたいのは，相手が発するvocalな情報を受け入れる姿勢は（それにより治療者として情動的に揺らぐことや過度の感情移入は問題）必要であろうが，それをverbalizeしようとする姿勢も求められるものだ，ということです．

　vocal＝情動的＝聞診情報，verbal＝論理的＝問診情報とまとめることも可能でしょう．前段を換言すれば「情動的なやりとりを重視すべきであるが，それのみに終始すると"振り回され"る危険性がある．それを言語化しようとする論理的なスタンスが振り回されることを抑制できる」と考えています．

「開けたら閉めろ」閉め方の工夫

　さて，師は「メインデッシュ」の第8章で「いつでも（あと5分で）面接を終了できるように工夫しなさい」と読者に助言されます．不肖の弟子を自認する私ですが，私なりの「工夫」を述べてみましょう．

　私自身，還暦を過ぎて，指導医的なことをやらされる機会もあり，オープンエンドな質問の重要性だけを教育された若者に接した経験は本書にも書きました．そんな経験をした後，後輩には「（オープンエンドな質問は意義あることだが）開けたら閉めろ」と説教するようになりました．この「開閉概念」をふまえて面接全体を考える

と，わかりやすい標語が提示できるように思えます．

　神田橋先生の「いつでもあと５分で」というのを私は「相手に肯定的な反応させうるクローズエンドの問いかけを面接の冒頭から準備する」と言い換えて意識するようにしています．

　とりあえず「無難な落としどころ」の模索をします．もちろん時間的な余裕があるときは，その当初想定したクローズエンドの問いかけを修正，肉付けもすることになりますが，面接冒頭の短時間で大まかに決めて準備しておくのです．都会で漢方を主な看板として開業している私の場合，その日の面接で知り得た患者さんの問題点（前回より改善したか否かなども含めて）を整理して確認し（ここがクローズエンド），処方や方針の説明といったことで次回につなげるということが多くなっているようです．

　先生の『診断面接のコツ』は1984年，私が２年間のマルチローテーション研修を終え精神科の研修を始めた年に出版された本です．前段で述べたような神田橋流にあこがれ私淑しました．後年中医学にふれ四診合参というフレーズを知り，第一に連想したのはあこがれ続けた神田橋流です．

　ところが中医学書の四診合参に関する記載は，はなはだ内容がないのですね．曰く「四診で得た情報を相互に参照して総合的に分析し，病態を把握する……」お題目としては立派ですけどね．私なりの解釈を述べるのも，多少の意義はあろうかと本項を企画したわけです．くどいようですが神田橋先生の『精神科診断面接のコツ』名著だと思いますよ．

教科書的四診合参

「下田先生，新しい御著書，近々完成のようですね」

「北田君じゃないの，まあ，ほぼ完成なんだけど出版社の方から"先生の言う『教科書的四診合参』についてまとめてほしい"と注文されているんだ．手伝ってよ」

「そうですねえ，私はそれなりに漢方オタクしてますから，これまで書かれたなかでは先生流の四診合参を論じた部分が新鮮で興味深く拝読できましたけど，初心者目線でいうと『普通の意味での四診合参』ということにもう少し言及があった方が，と私も思いました．これまでの項では，43ページで紹介していただいた私の"それに四診合参って，例えば呼吸器病で，舌がぼてっとして舌苔がネチョっと厚く（望診），咳の音が痰が絡んだようで（聞診），暴飲暴食すると悪化して（問診），脈は滑脈（切診）というような時に『脾失健運・

54

痰湿阻肺』などと四診を総合して判断することでしょ"ということ
だけみたいですよ」

「うん，そうだよね．でも『漢方や中医学の理論は与太』宣言した手
前，ちょっと気はさすのだけど……」

「それは分かりますけど，先生だって実際の患者さんを前に処方を
考えるときは，結構というか本格的に"与太"の世界で考えてます
でしょ？」

「分かりました．では君の台詞をちょいと掘り下げることで責を果
たすことにしましょう．ちなみに先に引用した君の発言だけど，当
然ベースに実際の症例があったわけだよね？そうだとしたら，どん
な処方したか教えてくれない？」

「はい中年男性の症例で，体型はひょろっとした感じ．日本漢方の
先生方なら虚証タイプとおっしゃりそう．六君子湯をベースに麻
黄・杏仁を配合するといった煎じ薬で対応し，それなりに感謝され
た症例の記憶を基に，あの発言をしたと思います」

「なるほど，流石に我が舎弟．ほぼ私のイメージ通りですな．では
これからは特定の症例ではなく"何となく呼吸器系の問題を抱えた
ケースの考え方"という方針で一章書いてみましょう．これからは
漢方理論的なことを，いちいち与太と断りませんが，ご理解のほど
を」

漢方的に呼吸を考える

　まずは呼吸に関する中医学的な認識をざっとおさらいします．

　中医学でも呼吸に関わる最も重要な「臓」は，当然ながら肺であ
るとされます．そして肺は外界から清気を取り入れ，それを下に降
ろし，降ろされた清気は「腎」で納められるとしています．

　前段は，「正常な呼吸とはいかなるものか，」という中医学的認識

の第一歩です（現代人には荒唐無稽な言辞と思われましょうが，まずはここから行かざるを得ないのです）．よって，呼吸器系の不調とは，「肺自体の機能失調，」そして，「降ろされた清気を納める機能が想定される腎の機能失調」である可能性が示唆されます．

　肺の機能失調のありよう，常識的な観点から列挙してみましょう．例えば，「咳が出る」「ゼイゼイする」「痰がからむ」などでしょうか．

　先に正常な肺の機能は「外界から清気（酸素と読み替えて下さってもかまいません）を取り入れ，それを下に降ろす」と書きました．（業界用語でもっともらしく言えば“粛降をつかさどる”となるのでしょうが）．咳という現象は，「下に降りるべきものが逆行している」と素朴に表現しちゃうのが漢方なのです（格好つけたい向きには肺気上逆という用語があることをご紹介しましょう）．

　さらに肺は「宣散をつかさどり，水道を通調する」という機能が想定されています．以下は私の個人的勝手なイメージですが，例えばペットボトルの下の方に小さい穴を開け，水を入れればその穴から水が出ますが，ボトルのふたを閉めると，水の出は悪くなるんですよね（ちなみに，恥ずかしながら実験しました．18G，医療業界で俗に言う『ピンク針』割に太い針です，それで開けたボトルですが，フタをしめると水は出ませんね）．そんな感覚を昔の人は「肺は宣散をつかさどり，水道を通調する」と表現したのではと考えています．肺の機能が良くない（宣散機能が失調する）と，水の流れも制約される，ということを感覚的かつ素朴に表現しているという意味で，秀逸とも感じます．

　さて，肺の宣散機能の失調状態（業界用語を紹介すると『肺気不宣』，前段で紹介した私の例えで言うと，“ペットボトルのふたが閉まっており気体の通りが悪い状態”）を惹起することは様々な状況で起こりえます．例えば，「ペットボトルの口」に相当する人体の部分は，鼻の穴と口でしょうが，これを物理的に閉鎖す

れば「突発性肺気不宣状態」となり，そうされた個体の生命は途切れるでしょう．

　もちろん，前段を他の個体に行えば，やった人間も社会的生命を絶たれるでしょう……などというブラックジョークはともかく，「完全な閉鎖」ではなくても，「ちょっと通りが悪い」状況でも患者さんは，かなり苦しまれるようです．

　例えば気管支喘息．多くの場合アレルギー的機序で気道の狭窄が起こり，私の例えで言えば，「きつく締めてはいないけれどペットボトルの口を半分ふさいだ」状態と言えると思います．それから「痰」の関与．179ページで呈示する，高齢者のCOPD症例ですが，初診時の訴えに「朝起きてから，痰が切れるまでが非常に苦しい」とありました．これなど，「痰による肺気不宣」と言えるのでしょう．苦しいけれど何とか痰を喀出できれば落ち着くわけですから．

呼吸器疾患における肺以外の臓器

　さて，北田君の発言にみえる「脾」という臓器の関与．また「清気を納める」と説明させていただいた「腎」の関与なども総合的に考えるのが私のいう「本寸法の≒本格的な」漢方的医療なのです．

　では「呼吸器系の不調感を持った症例に対して，五臓の関連をどう考えるか」というテーマでまとめてみましょう．まずは，16ページに示した五角形をイメージして下さい．木（肝）→火（心）→土（脾）→金（肺）→水（腎）が相生関係です．すなわち，お互いにエネルギーを与え合う関係ですね．「肺が弱っていたら，脾を元気づけるような働きかけをすると良いかもしれない．」というアイデアのもとになる屁理屈です．

　また肝→脾→腎→心→肺という「抑制的コントロール」の関係があるという与太も想起して下さい（抑制的コントロールというの

は，例えば情動脳に関係が深い肝の機能が妙に亢進して，脾（消化吸収系）の機能を妨げるといった状況です．いろいろなストレスで食欲がなくなったり，むしろ亢進したりといったことは，読者諸賢も御自身で体験しているかも知れませんね）．

　ですから例えば，肺に栄養を与える脾（消化吸収機能系）の機能失調により呼吸器系の症状を呈しやすいという北田君がイメージした病態は，直接ではないにせよ肝の関与を考えるべきこともあろうと言えます．

　ではこれまで述べたことをふまえて，呼吸器系の症状と治療を簡単にまとめてみましょう．

五臓の関与

　肺：ここが症状（というか主訴と言うべきか）の発現の場であることは中医学的観点からも当然です．肺自体に対しては，要は「肺気不宣」状態になっている，あるいはなりやすいということが問題なわけですから，肺の宣散作用を何とかすればよいということになりますよね．具体的にわかりやすい作用を持った生薬を紹介すると，まず麻黄ですね．これはエフェドリンの起源植物ですから肺の機能失調改善作用や気管支拡張作用を確実に有すると言えましょう．あと，桜皮（ブロチンという商品名が有名かな），杏仁（私よりひと回り上の先生方は，普通に咳止めとして「キョウニン水」を処方されていました）ですね．

　脾：脾為生痰之源，肺為貯痰之器（脾＝消化吸収系は痰を生む原因たりやすく，肺はその痰が悪影響を与える臓器である）という有名なフレーズがあります．北田君の症例でもそうしたように，脾胃に対する配慮はしておいた方が良さそうです．

58

　肝・心：肝は情動脳で心は高次の脳機能といった説明がされていますが，そんなに厳密に区別できるものじゃありません．ストレスで悪化することが多いのはどこの不調でもありそうでしょ．

　腎：私は娘の小児喘息を，六味丸の使用でかなり改善できた体験があります．呼吸の生理について「肺で取り入れられた清気は腎で納められる」というテーゼは先述しました．補腎すると良いケースは確かにあるようです．

四診合参の実際

「下田先生，なかなか四診合参の実例までたどり着かないじゃないですか」
「そう言うなよ，このくらいの前振りをしとかないと後やりにくいんだ．ではこれからやっと本題の『呼吸器系の不調に対する四診合参の実際』を語りはじめます．望・聞・問・切の順に記しましょう」

望　診

　日本漢方の先生方なら，がっしりとした体型（実証タイプと称されるようですね）であるか華奢な体型（虚証タイプ）であるかというところが，まず第一の注目点なのでしょうか（どちらでもない中間証というのもあるそうですな）．まあ，そういう観点から診察をして効果をあげておられる先生方もおられるようですが，私は実・中間・虚という見方はしていません．ただし，ひょろりとした華奢な方にあまり積極的に下剤の類を処方したくないという感性は持っておりますので，結論的には同じような投薬になっているのかも知れません．

59

もちろん，39 ページで述べたとおり，患者の精神状態を「望じる」ことが望診の最重要課題で，その所見を問診などに反映させるべきとの所論を覆すつもりもありませんが，呼吸器系の問題に関して言うと，前にちょっとくさし気味に書いた「舌診」が，結構重要な判断材料になっていることは否定できません．

　呼吸器系の主訴において，重要な舌診所見は舌苔のありようだと感じています．この際ですから，メチャクチャ大胆に言い切ってしまいます．

　舌苔がない，あるいははげている：潤いの不足（陰虚，血虚）

　舌苔が厚い，あるいはネチョッとしている（膩苔）：湿邪の存在，呼吸器なら痰湿

　上述の 2 点がキモだと思います．もちろん，付帯する所見として，舌質の赤みが強ければ熱証の存在を考えるべきですし，逆に舌質の色がうすく暗い印象ならば寒証なのかなと考えるべきでしょう（つまり前者なら，清熱剤の使用を考えるべきでしょうし，後者なら温める方法を工夫すべきです）．また舌の色が暗いのは瘀血の存在を示唆する所見でもあります．舌苔が黄色ければ熱証を考えるべきですし，白ければ熱証の関与はうすいと考えるようにしています．

　古典的望診論では，排泄物もきちんと望じるべきとしていますから，望診の分野なのかも知れませんが，喀痰の色調や性状も把握したいですね．喀痰が黄色く粘調ならば熱証で，うすく白っぽければ寒証というふうに認識します．

聞　診

　聞診にはにおいの情報も入るのですが，経験が乏しいため，呼吸器系の症状に対してにおいの情報を活用した記憶がありません（前作で「酸っぱい口臭」が顕著だった症例・中国語ネイティブの方だったので「ほぼ決め手」の所見と捉え，黄連湯や半夏瀉心湯が効果的であったことを書きました）．呼吸器系の聞診としては，やはり「咳の音」がキモでしょうね，キョーンキョーンという感じの痰の絡みがなさそうな咳には肺の陰を補うようなことを考えますし，逆に痰の絡みが多そうな場合は，その痰をいかにさばくかということがメインテーマになりましょう．

問　診

　問診に関しては，言語化しやすいので，たくさん書けてしまうのですが，ちょっと自制します．当然ながら，「どういう状況で悪化しやすいか，」ということを確認するのが重要です．ここでも超単純な言い切りを採用しましょう．

　飲食不摂生が悪化因子：脾胃（消化吸収系）に対する配慮が必要．

　精神的ストレスが悪化因子：肝（情動脳），心（高次の精神機能）に対する配慮もする．場合によっては西洋医学的向精神薬の使用も考える．

　というようなことです．

切　診

　私は脈診しかやりません（日本漢方の先生方のような腹診は，ずぼらなためにしません）．時代劇に出てくる名医は患者の脈をとり，「うむ貴殿の病は心にある」なんてことをおっしゃいますよね．私が実際に陪席して教わった焦樹徳先生（マクラでも名前を挙げました）は「この患者の脈は，六部（左右の寸関尺ということだと思います）すべて弦である．よってこの患者の病は肝にある」とおっしゃっていました．

　まあねえ，でもそんなこと分かるわけないじゃないですか．ただ，私は初診から脈診と舌診はルーチンでやります．矛盾しているようですが，脈診に関して言えば「その人にしては」という接頭語付きで「早いとか，緊張ビンビンしている（業界用語で弦脈）とか」を捉えることはそれなりの意味があることだと考えています．もちろん初診時の脈診でその方の体質傾向を想像する情報の一つとはしていますよ．

｜ 実例を踏まえて

　さて，ようやく四診を「合参」する準備ができました．まずは北田君がさらりと述べた症例についてこれまでの解説をふまえ語り直しましょう．

　「舌がぽてっとして」という所見に関してふれ損なっていましたが，要するに「ちょいと水分代謝に問題あり？　あるいは，脾胃（消化吸収系）に配慮が必要？」ということを示唆することです．次に言った「舌苔がネチョッと厚く〔業界用語で膩（英語の方が分かりよさそう，英訳すると oily です）苔といいます〕」という所見と併せて，脾胃の機能に問題がありそうと発想するのが「本寸法の漢方」だと

思います.

　問診情報に関して，北田君はちょっとしか語っていませんが当然ストレス性のファクターにも配慮して，必要に応じて理気薬や疎肝解鬱（そかんげうつ）という方法を加味していたようです.

　切診ですが，彼がさらりと脈診情報を「滑脈」（かつみゃく）と述べていますが，絶対にそうであるという保証にはなりませんが，所謂湿邪の関与するとき現れやすい脈証ということになっております.脈証の習得は，教科書的書物を読み，さらに経験ある師匠について学んでほしいですね.

　よって，北田君の「呼吸器系の不調」を主訴とした患者の随伴症状を考察してみると，望診所見として「舌はぼてっとしていて，舌苔はネチョッと厚い」ということは，湿性の邪気が関与していそうだな…….聞診に関しては「痰がからんだような咳」を感じたそうです（これも湿性の邪気の関与を示唆）.問診情報で「つきあいのパーティーなんかに出ると疲れて調子悪い」といった情報があったそうで，「まあ，心ならず暴飲暴食しちゃうと悪化？」といった推論が成立しますよね.そして，六君子湯に麻黄杏仁を配し，時に応じて理気薬や疎肝解鬱薬という北田君の戦略はとても上手くいったという事実をふまえるならば，まあ我々の与太も許されるのかなと思います.

　北田君の一例[*1]だけでは「漢方を本格的にはじめる.」という書名が泣きますよね.ちょっといろいろなケースについての考え方や実際の用薬法についても語ってみたいと思います.それにあたり，読者諸賢の実用になるのは，なんと言ってもエキス製剤でしょうか

＊1：この北田症例ですが，中医学的に格好をつけると，肝鬱脾虚，脾虚湿盛，痰湿阻肺なんて弁証が語られることになろうかと思います（先述したのは病理の表現で，その治法をいうなら疎肝解鬱，健脾利湿，祛痰宣肺てなところですか？）.まあ，何となく理解していただくのは悪くないと思いますが，日本語で語れれば十分だと思いますよ.

ら，呼吸器系の不調に用いうるエキス製剤の使用法に四診の所見を絡めた記載をしたいと思います．

　まずは業界最大手のエキスメーカーのパンフレットの冒頭の，気管支炎・気管支喘息・咳というところに名前が挙がる方剤を中心に語りますが，関係ない方剤にも言及します．網羅的な記載を期待されるかも知れませんが，スペースの都合もありご勘弁下さい．

呼吸器疾患に対するエキス製剤

　まずは気管支拡張作用が確実に期待できる麻黄配合の方剤から語るところでしょう．単純な方から生きましょう．最近インフルエンザに麻黄湯を使うのがトレンドみたいですね．構成生薬は方剤学書やメーカーのパンフレットをご参照あれ．四診のキモは問診情報にみえるであろう「悪寒・無汗」でしょうね．業界用語でいう「寒証」むけの処方であることは意識して下さい．

　麻黄湯の桂皮を抜いて清熱薬の石膏を入れたのが麻杏甘石湯で，それにさらにやはり清熱薬の桑白皮を加えたのが五虎湯です．これらは「肺熱証」に対応するものとご理解下さい（ある意味では麻黄湯の逆とも言えます）ついでに麻杏薏甘湯（まきょうよくかんとう）というのが神経痛の薬みたいな能書きでありますが，組成をみると麻黄湯去桂皮加薏苡仁[*2]ですから，それなりに気管支拡張・鎮咳作用も期待できる方剤です．呼吸器症状と関節や神経痛といった症状を併せ持った場合，この方剤の方が適切である可能性はありましょう．

　毎年2月か3月ごろに来院され1〜2ヵ月分の処方を受けて来なくなる方がいます．ご想像の通り花粉症の方で，大体小青竜湯を処

＊2：「去」はマイナス，「加」はプラスを意味する．要するに麻黄湯から桂皮を抜いて，薏苡仁を足した方剤．

方していることが多いですね. この小青竜湯, 107ページにも記し
ましたが別名「温肺化飲湯」と言い, 寒性の邪気の影響で水分代謝
が上手くいかず, 水っぽい痰や鼻水といった症状を治療するもので
す. 服用当初は水様鼻汁だったのが, 黄色で粘調なものに変わって
きたら, それは漢方業界用語で「熱化」とされる現象である可能性
が高く, 桔梗石膏などの清熱薬を加味するとよいことがあります.
また小青竜湯で動悸など循環器系の副作用があった場合は麻黄を含
有しない苓甘姜味辛夏仁湯にしてみると良いかもしれません.

　また, 小青竜湯より温める効能が強いと思われるのが麻黄附子細
辛湯です.「モダン漢方」シリーズの著者, 新見正則先生は, 本方
に桂枝湯を加えるというアイデアを提示されます. 結構使えるアイ
デアと感じています(ちなみに, 本書みたいに理屈っぽい説明がお
好きでない向きには, 新見先生のモダン漢方シリーズを強くおすす
めします).

　精神的ストレスで悪化するようなケースには神秘湯が使えそうで
す. 喀痰が多い場合は半夏厚朴湯を合方すると良いでしょうね. 気
管支喘息の適応が謳われ, 麻黄を含有していない方剤で柴朴湯(小
柴胡湯+半夏厚朴湯)というのがありますが, この方剤は「喀痰が
多いこと・舌苔が厚いこと」を目標に応用して下さい. 逆の言い方
をすると「舌苔がないとか喀痰が少ないといった, 潤いの不足症状
=陰虚」の症例には甚だ不適切と言えましょう.

　逆に「潤いの不足症状」具体的には舌苔が少ない, 痰の絡みが
多くない, もしくは粘調で喀出しにくい痰が問題といった状態
には「肺陰を補う」ことをイメージして治療戦略を考えるべきで
しょう. エキス製剤になっているものでは「麦門冬」という生薬を
含有しているものを考えましょう. 例えば清肺湯・竹筎温胆湯・
滋陰至宝湯・滋陰降火湯等々です. ただ, 配合されている麦門冬の
量も気にして下さい. 麦門冬湯は流石に多く配合され(1日量10g)
エキスメーカーの能書きに謳われる通り「痰の切れにくい咳・気管

支炎」には本節で述べた他の方剤より，有効性が高いことを経験します．

　最後に私が幼い娘に用いた六味丸（これには呼吸器病の適応病名がありません）とその周辺について述べます．本項冒頭に記したように「肺で取り入れられた清気は，腎で納められる」という認識があります．腎の機能不全（漢方の言うところの，ですよ）があると呼吸器症状を惹起しうるという認識です．科学的な事実とは矛盾するかもしれませんが，息を「吸うのが苦しい」という患者さんに，六味丸のような「補腎剤」を用いると良いことがあります．幼い娘ですから小児科の医書に出ている六味丸を用いましたが，随伴症状で冷えを呈する高齢の方なら，八味地黄丸や牛車腎気丸の方が適切でしょう．

診断と弁証の異同

　まず，漢方的な診断のことを弁証というのだ，という前提で語ります．

　一般的な医学教育の常識的に言えば「まず正確に診断して，その診断に基づいて治療を考えよ」でしょうね．流石に私も当然ながらそれを否定できません．ただ，「正確な診断」なるものは常に可能であるか否かという問いを立ててみると，そうでないことも多そうです．

　まして，漢方医学的診断＝弁証は，本書の基本的スタンスに忠実に言えば「実体を伴わない仮説（与太）」に基づいているものであるわけで，常に「反省や修正」を迫られているものだと考えます．

　そのあたりのニュアンスは，対話体で語った方がわかりやすいかな，と考えたもので，我が弟分の北田志郎先生に相方を務めてもらいました．

「北田君は，漢方的なみたて（弁証）についてどんな風に患者さんに説明してる？」

「一応下田先生にならい，患者さんの理解力をはかりながら『漢方的な診断や，治療方針に直結するもの』といったニュアンスのことを申し上げています」

「流石に我が弟分．では，西洋医学的な診断に関してはいかがかな？」

「先生よくおっしゃっていますよね，“診断には3つの機能がある”って」

「うん“少なくとも”と接頭語をつけるべきでしょうけど，西洋医学的な診断を行うときに，3つの機能は意識すべきだと考えています．これは，『精神医学における診断の意味』（東京大学出版会，1983年）という本に書いてあったことの受け売りだけど，診断というものの機能には，（1）医療に従事するスタッフ間で，コミュニケーションをとるツール，（2）患者や家族に説明するためのもの，（3）予後の判定や，治療方針を決定するためのもの，という3つの側面を持ったものと考えるべきだと思っています」

「なるほど，漢方で言う“証”は，その3番目の意義に近いということですね，そして先生が尊敬されている，神田橋條治先生がおっしゃる「診断」というのも，おおむね3番目の意味を重視されているようですね．その3つの側面を意識することで，どんな御利益があるのですか？」

「まあ，理想を言えば，1つの診断（ここでは“診断名”と言った方が良いかもしれない）が，3つの機能を十全に果たしてくれるのが理想的だとは思うけど，現実はそうでもないよね」

「理想的な診断名とおっしゃるとき，先生は“肺結核”みたいなものをイメージされているわけですね」

「そう，例えば紹介状書くことをイメージして考えれば，肺結核という診断名は必要不可欠だよね（排菌の有無など付帯する状況の記

載は必要だけど）」

「そうですね．昔と違い"不治の病"という感覚が薄れていますから，患者さんやご家族への説明にも用いやすくなっていると思いますし，何より治療方針の決定に重要な意味を持っていると言えますね」

「ですよね，反面例えば重症筋無力症（myasthenia gravis）の軽症，なんて日本語として奇妙なやつは，先に挙げた1番目の機能としては十分なんだけど2番目の機能としてはどうかなと言えるでしょ」

「でも，『重症筋無力症の軽症』という言い方は，治療方針を決定するためには重要なテクニカルタームですね．3番目の機能は十全に果たしていると思います」

「そう，治療法を考える上ではなくてはならない概念だと思いますが，患者さんやそのご家族に病名を告知する場面などを想像すると，それなりの問題がある病名だとは思うよね．まあ，重症筋無力症に関しては，それをメインの問題として私を受診する患者さんはいないからいいのですが，私自身が日常的に扱っているうつ状態に関して言うと，DSMのmajor depressive episodeを『大うつ病エピソード』と訳すのはどうなのかな？ 普通の人は"大"という接頭語に"重症の"というニュアンス感じるのではないかしら？」

「"あなたは重症なんだからしっかり休みなさい"という精神療法的効果を狙った訳語だったりして……」

「好意的にみればそういうメリットもなくはない．でも私は，『"大"の原語はmajorで，よくある・ポピュラーな，というニュアンス』と患者さんに説明することが多い用語ではあるんだ」

「先生は，major＝大＝重症というニュアンスを，美しき誤訳として活用することはあるけれど，基本的には問題であるとおっしゃりたいのですね」

「そういうこと．でもそんなことより，DSM的な診断名が，先述した3番目の機能まで持っちゃっているのではないか，という風潮が問題だと思う」

「お言葉ですが，初心者のうちはスタンダードで悪くない考え方じゃないかと思いますけど……」

「さよう．私が精神科研修を始めた年，故宮本忠雄自治医科大学教授の外来診療に陪席させていただいたのだけど，あの宮本先生ですら，初心者の私にDSM概念を使って説明してくださったくらいで，もちろん私でも入局1年目の研修医にならそうする」

「"あの宮本先生ですら"，というのは？」

「宮本先生はヨーロッパ風精神病理学の大家だったから，操作的なDSMの言葉を用いたのがかなり意外で印象に残っているんだ．でも，たとえばDSMのmajor depressive episodeの診断基準は，9つの症状のうち5つ以上を要求しているよね」

「確かに」

「では，そんな症状が4つしかなかったらうつ病ではないのだから，抗うつ薬を用いるべきでなく，5つあったらうつ病なのだから抗うつ薬を使わなければ……といった感覚」

「そんなにDSMを毛嫌いしなくても……」

「いや，十分評価はしているつもりです．先にくさした言い方を繰り返せば，"DSMの基準に5つ以上該当する患者には抗うつ薬"という方針で診療した方が打率は上がるとも思う．でもねえ，4つしかなくても抗うつ薬使いたくなる人っているでしょ？ 訴えを機械的に診断基準に当てはめれば，楽に6〜7症状カルテに書けるような人でも，『まあ，初診の段階では抗うつ薬は控えて，漢方薬だけで様子を見よう』といったケースもあるよね」

「確かにそういうケースは経験します」

「同意してくれてうれしいね．この際，端的にいうと，カルテに書ける言語的訴えが多いということとうつ病自体の深浅は，あまり相関しないのではないか？ ということですな」

「長くなってきたのでそろそろ締めたいと思います．よく『問診では嘘がつけるけど，望診情報は裏切らない』などと言われますよね．臨床

家としては，治療戦略に直結するような“診断”を模索すべし．とでもまとめられましょうか？そのために，質問紙法的な診断基準だけに寄りかかる現代の風潮に問題があろうとおっしゃりたいわけですね」

「結構なまとめをありがとう．そうやってたどり着くのが弁証だと思う．ただ，私は中医学教科書に出ている四字熟語の“弁証*”もあまり好きではないのです．四字熟語みたいに格調高げなフレーズがそれなりの権威を持った確定的なニュアンスを帯びてしまうことも問題だと思っています．DSM 的な診断名にしても中医学的四字熟語にしても，それを患者さんとの面接で使う場合，それを肯定的に伝えた方が良いか否かということの判断も，私の言う“弁証”を構成するのですわ」

「なるほど，野暮な説明は先生お嫌いそうですから，私が補足させてもらいます．例えば, major depressive episode に関して言えば『大うつ病』という言葉をとりあえず患者さんに投げかけてみて，それが『重症宣言』として悪い意味で受け止められそうといった印象がありそうなら，先におっしゃっていたように“major ＝ よくある”みたいなニュアンスを説明してみる．逆に『私が根性なしだから悪いんです……』みたいな反応を感じて，休養を勧めたくなるようなケースには“major ＝重症”という誤訳を敢えて否定しないこともある．つまり，相手の反応を見ながら（望診しながら）面接を進めるべしということですね」

「そう．説明の仕方だって“証に従って”なされるべきだと思うわけです．私はそれができているというつもりはないよ．でも，到達目標としてはそんなイメージ持っても悪くないのではないかと思う．弁証論治や随証治療という言葉は言い古されているみたいだから，あえて言語を新作してみたいね．随証説明とか，随証面接というのはいかがでしょうか．少なくとも，唯一絶対に正しい説明や面接作法など，あるはずはなかろうと考えておいた方が良いと思いますよ」

---

*例：肝腎陰虚，肝陽上亢など

06

システムとしての漢方方剤

── 抑肝散とその周辺を例に

「先生は，漢方方剤というのは，固定したものでなくシステムとして理解すべきものだとおっしゃっていますよね．それは昔からそう考えておられたのですか？」と本書担当編集者A君の質問です．

「いえ，別にそう明確に意識し続けていたわけではありません．序文にも書いた通り，本書の企画は神田橋先生の要請を受けて始まりました．先生の要請は『フラッシュバック対応処方を創始しろ』だったわけですが，そんなものを漢方初心の対象読者に解説しても，使ってもらえないだろうと考え，エキス製剤の組み合わせの工夫でそんな感覚出せるという発想で書いたのが，次項です．そこで，初心の読者を想定して『漢方方剤というものの基本的な性格』をどう語ったら良いかと考えるなかで，システムという表現が案外と優秀じゃないかと思い当たったという次第です」

「なるほど，漢方方剤はシステムであるというのは先生の御持論みたいですね，この表現を発想されたのは，将棋の『藤井システム』からだとも伺いました」

「はい，藤井といってもタイトル最年少記録の聡太青年ではなく，元竜王の猛九段ですが，序盤で自玉の守備に費やす手を省略して相手の陣形整備を牽制する指し方のようです」

「つまり，相手の出方によって，微妙に変化対応する戦術といえますか？」

「そうそう，漢方方剤というものは，固定したものととらえるより，患者の状態やそれまでの治療に対する反応等々を踏まえて変化できるもの・変化すべきものと思っています．『00　漢方を本格的にはじめる』で例示した故 焦樹徳先生の挹神湯*1の記載を参照してください」

「漢方方剤は微妙な加減運用すべきということですね．その感覚を『システム』という語が適切に表すだろうと」

「おっしゃる通り，神田橋先生の要請に直接応えた次項が本書のキモの一つではあるのですが，別段神田橋処方だけが特別なわけではない……というか，古典方剤もほとんどそういう風にとらえるべきだろう，という観点から，本項を考えました」

漢方方剤は基本骨格（＝システム）ととらえよう

「はじめに」で焦樹徳先生の挹神湯について少し紹介しました．焦先生が示された加減運用を，現在日本の保険収載されているエキス製剤

＊1：日本語読みは，私も知りませんでしたし，読者も知る必要がないことと思います．知っておいてほしいことは，「挹≒抑」という意味であることです．つまり「高次脳機能の亢進を押さえる作用を持たすべく構成した」方剤である，という焦先生の作意は理解してほしいところです．

の組み合わせで近い雰囲気を再現するのは，さすがにちょっと無理がありますが，エキス製剤の組み合わせで「所謂神田橋処方」の加減運用はかなりきめ細かく出来る可能性は次項で論じるつもりです．

　元来，漢方方剤というものは，患者の個性によって微妙に調整しつつ運用すべきものであると考えています．エキス製剤にもなっているわかりやすい例をあげれば，四君子湯に陳皮と半夏を加えた（換言すれば痰飲を治療する方剤である二陳湯の方意を加味した）ものが六君子湯であり，抑肝散に同様の生薬を加味したものが抑肝散加陳皮半夏といえます[*2]．

　四君子湯と六君子湯各々の使い分けは，諸家さまざまな表現がされますが，一言で言えば「痰飲の症状の強弱」によれば良いと考えています．体力の強弱といった判別しにくい概念を持ち出すことには賛成できません．とあるエキスメーカーのパンフレットでは，以前「四君子湯は六君子湯（言い方を変えると四君子湯加陳皮半夏）より体力が低下している．抑肝散加陳皮半夏は抑肝散より体力が低下している」とかなり矛盾したことを書いていたのですが，新しい版では四君子湯と六君子湯の体力の云々は削除されていますね．

　さて，近年「認知症のBPSDに」というキャッチコピーで売り上げが相当伸び，一般の医家にも知名度が上がった抑肝散ですが，この方剤を例にとり「抑肝散もシステムである」ことを本項では論じてみます．

　抑肝散は「保嬰撮要」という16世紀にでた小児科の医書に初出された方剤とされています．私の知る限りでも，歴代の諸家がいくつ

＊2：下田流認識では，四君子湯と六君子湯は「大差ない」方剤です．その某社のパンフレットの最新版でも，ほぼ同じ記載がされています．「元気がなく，消化器症状が前景にでている」場合，どちらを選択してもかまわないでしょう．ただ，陳皮と半夏は乾燥性の副作用を惹起しうる生薬であることを念頭において処方しましょう．逆に湿性の症状がある場合（具体的には，悪心嘔吐，ネチョッと厚い舌苔など），陳皮・半夏を含有する方剤に変更することを考えるべきだと思います（もし，変更して「かえって良くない」と言われたら，こだわらずに元に戻す柔軟性もあらまほしいですがね）．

か加減方を提言しています．例えば江戸時代の名医 和田東郭先生は本方から朮と茯苓を抜き，芍薬を加え「六抑湯」としたり，もしくは川芎を抜き，半夏，山梔子，香附子を加え「加減抑肝散」としたり，また芍薬甘草湯を合方するなどして活用したといいます．

　エキス製剤になっている抑肝散加陳皮半夏も日本の先哲の提言ですし，昭和の大御所，大塚敬節先生は抑肝散に芍薬・黄連もしくは芍薬・厚朴を加えて用いることを常としていたそうです．

　抑肝，語弊を恐れず言い換えますと「情動脳の高ぶりを抑える」目的のために，肝血を補う効能が知られる芍薬を加える意見が多いのは，次項で述べる「神田橋システム」において芍薬が重用されていることと共通するように感じられ興味深いものです[*3]．

抑肝散システムの構成

　さて，これからはより実用的に，健康保険の使えるエキス製剤を用いた「抑肝散システム」について語ることにしましょう．

　抑肝散の組成を示します．

　釣藤鈎3g，柴胡2g，当帰3g，川芎3g，蒼朮もしくは白朮4g，茯苓4g，甘草1.5g（メーカーによって蒼朮・白朮の違いあり）

　「中医処方解説」（医歯薬出版，1982年）によりますと，効能は平肝熄風，補気血で，適応症は気血両虚の肝陽化風としてあります．この本，私はさんざんお世話になったもので，確かに教科書的書物と

＊3：もちろん，諸家が口をそろえているわけではありません．例えば幕末〜明治初頭の名医山田業広は，抑肝散に芍薬を加えるのは立方の趣旨に反するといい，清熱解毒・平肝熄風（へいかんそふう）の効能を持つとされる羚羊角を加え用いたといいます（抑肝散の重要な成分である釣藤鈎の効能を強化する感覚でしょう）．このあたり，大塚敬節著作集を参考に綴っていますが，羚羊角なんて保険も効かない高価な生薬については「話のタネ」にしていただければ十分です．

しては，こういう書きようしかないことも理解できるのですが（つまり，朮と茯苓が入っているのだから，健脾利水や補気の方意は確かにあるから，そう書くしかない），でも「補気血」というと気血の虚し方が同等という感覚に読めてしまうことには不満を抱いていました．

　和田東郭先生が本方から「朮と茯苓を抜いたとしても本方の意味は大きくは変わらない」としたことを伝えたいと思います．朮や茯苓を抜いても，抑肝散の加減方と主張することは可能でしょうが，釣藤鈎，柴胡，当帰のいずれも抜いたら，抑肝散の加減方とは言いがたいものになろうことを言いたいのです．

　私流に本方の性格を述べますと「情動脳に栄養を与える機能が想定される“血”が不足することにより情動が不安定となっている状態を治療する」方剤となります．「血の不足により情動脳が不安定」のことを中医学では「血虚生風」と表現できましょう．中医学的には陰や血（組織などに潤いを与える機能が想定されるもの）が不足すると内風の邪気（体の中から起こってくる変動しやすい発病促進因子）が起こりやすいとするのです．

　よって，血を補う意味での当帰，内風に対応する釣藤鈎，肝の気の巡りを整える（疎肝解鬱）ための柴胡を含む処方をすれば，私的には抑肝散システムたり得ると考えています．

エキス製剤を用いた「抑肝散システム」

　さて，さらに具体的に実際のエキス製剤を用いた用薬法について語ります．先述したように補血する成分，熄風する成分，疎肝する成分が必要と考えます．エキス製剤の成分として一番，熄風の効果が期待できるのは釣藤鈎だと感じていますので，釣藤鈎含有処方を軸に組み合わせを考えるのが私の流儀です．

　まずは当然ながら抑肝散および抑肝散加陳皮半夏です．和田東郭

流に芍薬甘草湯を合方するのもありでしょうが，抑肝散（および加陳皮半夏）にも甘草が配合されており，芍薬甘草湯をエキス製剤で正直に1日3包服用させると，それだけで甘草6g（さらに抑肝散の1.5gが加わる）が服用されることになるので，有名な甘草の副作用である偽アルドステロン症の発症確率が高まりそう（この理由故に私には使用経験ほぼなし）なので，あまりおすすめはしません．

　無難なのは甘草を含有しない当帰芍薬散を合方すること，芍薬，当帰，川芎と補血活血の成分を強化するという意味では安全な合方と考えます．

　芍薬を増やす意味はなくなりますが，大塚敬節先生にならい，加黄連としたければ，黄連解毒湯を合方するのも一法です．黄連は清熱薬ですから，イライラ，易怒性，のぼせなどの熱的な症状を伴うとき考慮されるべき合方です．またそんなとき，便秘症状があれば，それに大黄を加える感覚で便通の状態を確認しつつ，三黄瀉心湯の合方を考えるといいと思います．

　次項でも述べますから，個々のエキス製剤の使い分けに関して，ここでは詳述いたしませんが，補血成分と清熱薬を強化する意味で，抑肝散に温清飲（つまり四物湯＋黄連解毒湯）およびその類方を合方するのも大塚敬節流といえるでしょう．

　抑肝散システムに必須と思える熄風薬の釣藤鈎ですが，配合されているエキス製剤は抑肝散および抑肝散加陳皮半夏，釣藤散，七物降下湯の4種類しかありません．そして，七物降下湯＋いわゆる柴胡剤という組み合わせが抑肝散加味方的な使い方がしやすいように感じています．ほとんどの「柴胡剤」には甘草が配合されていて（おそらく柴胡加竜骨牡蠣湯と大柴胡湯および大柴胡湯去大黄が例外）甘草含有処方同士を合方するとき注意が必要ですが，七物降下湯には甘草の配合がありませんので使いやすいと思います．同じく釣藤鈎含有処方の釣藤散は石膏，菊花という清熱薬の配合がありますので，眼の充血，ほてりといった熱性の随伴症状がある場合に応用しやすいと思います．

さて「エキス製剤だけ」の組み合わせで，抑肝散的な方意を持ったものを語ると，前段までのようなところでしょうが，抑肝散を構成する重要成分である釣藤鈎は「長く煎じると効果が減弱する」生薬です．逆に言えば，短時間煎じれば十分〔一般的な煎じ薬とするときは，別の包みにして"煎じ終わる2〜3分前に入れて（後下といいます）"とするものです〕なので，釣藤鈎だけ粗く刻みティーバックで調剤してもらい，お茶のように熱湯を注ぎ，その液体で柴胡剤と補血剤を溶かして服用してもらうと，抑肝散システムの一員たり得ると考えています．

　ちょっと不親切に感じられるかもしれませんが，これ以上の解説は控えた方がむしろいいのかなと思います．もし，複数のエキス製剤を合方しようと考えるならば，ご自身で各々の方剤の構成生薬を調べ，全体としてどんな方意を表現しうるか工夫する態度を持ってほしいものだと思います．

　本項では抑肝散について述べましたが，ほとんどすべての方剤は「システム」としてその加減運用を工夫すべきものと思います．本書の企画は，先述したように神田橋先生の要請からスタートしました．よって次項，神田橋システムの具体的なエキス活用法が本書のメインディッシュの一つです．本項はその前座，抑肝散について先人の工夫，またエキス製剤の使用法などを述べたつもり．意のあるところをおくみ下さい．

「なるほど，確かにこんな風に活用されるのでしたら，1つの方剤というのは1つのシステムと言えるのでしょうねえ」とKさん（初登場ですね．本書編集担当のチャーミングな女性です）．

「そうですね，抑肝散との出会いがなければ，今の私はこんな本を書くようにはなっていないと思います．とある病院の精神科で，ものすごい企図振戦（finger to nose 試験をやると，指を御自身の鼻につける前に大げさでなく30〜40cmの幅で震える）と，易怒的な傾向を持った認知症の症例を受け持ったわけです」（震えのアクション付きで私）

「それは何か神経内科的な問題があったのではないですか？」とＡ君.

「患者さんご本人は"脊髄小脳変性症友の会・会長"みたいな名刺を持っていました. 当然ながら神経内科医にもコンサルトしましたが, 明確に診断してもらえませんでしたね. 私でも分かる所見としては, 頭部CTで, 脳萎縮がかなり進んでいるところでした」

「その患者さんに, 抑肝散を使われたら著効したというわけですね」とＫさん.

「その通り, 先ほど振戦の程度を30〜40cmと言いましたけど, 抑肝散を使っただけで, 10cm位になったんですよ. それに怒りっぽさもだいぶ和らぎましてね」

「先生は, その振戦などを"内風"と考えて抑肝散を選択したわけですね？」とＫさん.

「恥ずかしいけど, この症例は中医学に接する以前の経験なんです. この方, 見舞いに来る奥様に怒ってばっかり. その雰囲気が"幼児が母親に駄々をこねているよう"に感じたもので, 子ども返りした感覚. 抑肝散は出典が小児科の本だし, エキスメーカーのパンフレットにも"怒りやすく", とか, "手足のふるえ"とかありますでしょ？ そんなことからの"ダメモト処方"でした」

「なんだ, じゃあまぐれ当たりみたいな話だったわけですね」とＡ君の厳しい突っ込み.

「まあね, でもあの認知症に"子ども返り"的な病理をとらえた臨床的センスは評価されてもいいかな？ と……. それに"認知症のBPSDに抑肝散"というキャッチコピー以前の1990年代初頭の経験だからね. この症例を経験しなければ, 本格的に漢方を勉強しようとは思わなかっただろうと回想しています」

「先生, 要するに自慢話ですかあ？」とＡ君.

「ばれちゃしょうがない. ではこのネタはこの辺で……」

というような次第で, 次項『07　「神田橋処方」の運用』にお進みください.

「神田橋処方」の運用
――エキス製剤を用いたシステムとして

　漢方方剤は，柔軟に加減運用することで臨床効果を高めうるものだと考えています．「中医方剤学」という類の書物を繙くと，例えば本項で取り上げる桂枝湯ですが，芍薬をちょっと増やせば桂枝加芍薬湯ですし，それに膠飴を加えれば小建中湯，さらに黄耆を加えると黄耆建中湯……という風に方剤を派生させる体系です（また，学習する立場からいうと，そういう風に基本的な方剤を元に発展形の方剤を理解しようとする姿勢が，能率的と言えましょう）．

　漢方方剤を用いる臨床は煎じ薬で生薬を自由に加減運用出来れば，柔軟で幅の広い対応が可能になると考えておりますが，それを本書の読者に求めるのはかなり敷居の高い事ですよね．また，生薬を用いる治療は，患者さんにも「それを煎じる」手間を強いることになります．ですから，かく申す筆者にしても，過半の患者に対し

ては健康保険が使えるエキス製剤中心に漢方処方をしているのが実態です.

『00　漢方を本格的にはじめる』で書いたことの繰り返しですが,そもそも本項の企画は,前作『オモシロ漢方活用術』（中外医学社）を差し上げた神田橋先生から「フラッシュバックに有効な漢方方剤を創始して欲しい,その名は清心解傷飲 - 下田はどうか」というネーミングまで提言していただいたことがきっかけで成立したものです.

ただし,筆者如きが新たな方剤を提言してもそんなエキス製剤が製造販売されるわけもなく,よしんば出来たとしても,それは生薬の構成や割合などが固定されたものとなるわけで,筆者がイメージする「柔軟な加減運用」の助けにはなりがたいものになってしまいます〔具体的な「柔軟な加減運用」の実例のイメージとして,やはり『00　漢方を本格的にはじめる』で紹介した焦樹徳先生の抱神湯（ゆうしんとう）の記載や『06　システムとしての漢方方剤』をご参照あれ〕.

所謂「神田橋処方」は,健康保険適用のエキス製剤の組み合わせを工夫するだけでも微妙な調整が可能で有用性も高いと思います.そんな「システム」を具体的に述べることで神田橋先生の要請に応えたいと考えました.システムという語の由来は,前項をご参照ください.

要するに,一般には「漢方方剤」と呼ばれるものですが,それは固定したものではなくその組成を核に,加減運用されるべきものという意味にご理解いただいても良いでしょう.現在使用可能な医療用エキス製剤の組み合わせだけで結構システム的な運用が可能だという提言をしたく本項を企画しました.それでは,エキス製剤だけでできる神田橋システムの世界へどうぞ.

神田橋システムについて

　近年，さしたる注釈もなしに「神田橋処方」なる表現を医療系の雑誌などで拝見する機会が増えたように思います．これは神田橋先生が提唱する「PTSDのフラッシュバックに有効な漢方方剤の組み合わせ」であり，桂枝加芍薬湯＋四物湯が基本であると先生御自身で述べられています．さらに先生は，桂枝加芍薬湯にかえて小建中湯もしくは桂枝加竜骨牡蠣湯を用いることもあり，さらに四物湯で胃腸症状を呈するような場合，十全大補湯にするとよかろうと述べられています．

　『オモシロ漢方活用術』ではそのアイデアを紹介し，例えば先生の提唱する基本的な組み合わせで良好な反応を得たけれども，便秘症状が残存するといったような場合，桂枝加芍薬湯に瀉下薬の大黄を加えた「桂枝加芍薬大黄湯」の使用を考えるのは，ごく自然であり，そんな発想で処方することが，臨床的フレキシビリティを増し豊かにしてくれるはずだという提言をしたわけです．

　なお，神田橋先生はPTSDのフラッシュバックに対応するものと，このシステムを提言されたわけですが，適応は狭義のPTSD（例えば，アメリカの精神医学会が作成した診断基準DSMに基づき厳密に診断された病態）に限定されるわけではなく，広く使いやすいシステムだと思います．DSMでいうと，原因となる心的外傷（traumatic stress）を「実際にまたは危うく死ぬ，重症を負う……（中略）……に暴露」とかなり厳密かつ限定的に定義していますが，私としては「不愉快な想念がちょっとしたきっかけで浮かんでくる」ような病態に広く応用しています．また逆に，神田橋システムは万能ではないとも思います．PTSDにはこれを用いなければならないという意味ではありません．そもそも「PTSDのフラッシュバック」であるから，漢方方剤はこれこれ，という発想自体が非漢方的だと

感じてしまう感性は大事にしたいと思っています.

　神田橋先生自身も「自分の言う診断は，DSMなどの診断とスタンスが異なり，治療方針を考える為のものである」といった意味のことを述べられています（ちなみに，ここで先生の言う「診断」とは漢方医学でいう「証」の概念にほぼ同一であると思えます）.

　つまり，神田橋処方＝神田橋システムは唯一絶対のものではないけれど，その処方で手応えのある一群の患者は存在する，ということが事実と断じるのは許されるでしょう．ならば，そういった患者さんに対してどういった加減を行うか？　健康保険適用の範囲内でも，かなりなことが可能だという実感を得ています．ここに，そのありようを記すことで，随伴症状にどのように対応していくか，また，エキス製剤を用いる制限下でも，かなりなバリエーションがつけられる実例として語らせていただきます.

｜神田橋システムの実際

　表1・2（p.86〜104）をご覧あれ．表1-a〜dには四物湯および類方を，表2-a〜cには桂枝湯および類方をあげました．なお，神田橋先生が提示したのは桂枝湯ではなく桂枝加芍薬湯であり，この組み合わせの主薬は桂皮と芍薬であるというのは，先生と筆者の共通見解でもあります（先生からいただいた推薦文に「山田宗良先生が芍薬の量を増やすと効き目が強くなる……」と述べられていることからも明らかでしょう）．たしかに芍薬の割合の多寡で，桂枝湯と桂枝加芍薬湯とではその性格が変わり，使い分ける必要があることは諸家の指摘するところでありますが，合方する四物湯（および加減方）も芍薬を含有する方剤である故，桂枝加芍薬湯の代わりに桂枝湯および桂枝湯加味方に置き換えることは可能，少なくとも試みる価値のある選択肢だと思います.

つまり，エキス製剤を用い，桂枝加芍薬湯合四物湯とした場合の1日生薬量は，桂皮4g，芍薬9g，大棗4g，甘草2g，生姜1g，地黄3g，当帰3g，川芎3gでありますが，この桂枝加芍薬湯を桂枝湯に置き換えると芍薬の量が7gに減少するのみであり，全体的な方意としてはさしたる違いはないと言えましょう．折角，桂枝湯の加味方が保険収載されているエキス製剤に多いのだから，多少の差違にはこだわらず，加味された生薬の薬能を活用する姿勢が実際的であろうと考えています（もし仮に，桂枝加芍薬湯を他の方剤に置き換え，効果の減弱を感じたら，こだわらずに元に戻せばよいわけです．本項でその他のエキス製剤化されている方剤について述べますが，そのすべてに同様の補足「ダメなら元にもどす」がついているとご理解下さい）．

　また，表2-aにあげた「桂枝加○○湯」の中には，相当に漢方通を自負される読者にもなじみの薄い製品があろうかと思います．大手漢方エキスメーカーが，扱っていないが故でしょうが，そんなエキス製剤も製造販売され健康保険適用されていることも言っておきましょう．

　さてこの表1-a〜dと表2-a〜cからひとつずつ選び組み合わせれば，神田橋師の提示された方法の加減方であると考えましょう．厳密な議論を好む読者からは，例えば葛根湯のような麻黄を含有する方剤までここに列挙するのは乱暴である，とのクレームもありましょう．しかし，1st choiceで選択するのは問題かも知れませんが，2nd choiceとしては考慮されて良い選択肢とも思えます．繰り返しにはなりますが，もし，2nd choiceに変更して好ましからざる反応があった場合，元にもどせばよいだけと考えることは否定されるべきことではありますまい（基本的に，漢方的な臨床は所謂「エビデンス」が確立していない仮説を根拠になされるもので，常に謙虚な反省がなされつつ行われるべきと思います．言葉を換えれば，神田橋師の提示された原方なら漫然と投与して良いというわけでもない

でしょう. 「ちょっと良いけれどイマイチ」といった類いの反応を
得られたならば, 是非本項を参考にして「より良い処方」を検討し
てもらいたいものです).

　このテーマに関して許されたスペースは, 甚だ少ないので, 相当
はしょった記載になりましょう. 実際にこの発想で処方してみたい
という読者諸賢にあっては, 是非本書だけでなく「網羅的に記載さ
れた中医方剤学」といえる書物も参考にしつつ実際の臨床を行って
欲しいものです. 通常の方剤学書では, その方剤を構成する個々の
生薬を方剤中の存在意義という立場から説明してあるものです. そ
んな記載に接することが, その方剤の理解を深めるだけでなく, 同
じ生薬を含有した他の方剤の理解を助けてくれる感覚があります.
小著では以下, 表に列挙した方剤について, 主に神田橋システムの
「部品」としての側面から簡単なコメントをつけることにいたしま
す.

四物湯および類方

四物湯＋α (表 1-a)

四物湯：補血・活血・調経

　地黄・当帰・芍薬・川芎の組み合わせで, 中医学的には血虚に
対する基本処方とされます. 中医学的にいう「血」とは組織や皮膚
毛髪等々を栄養する機能を持ったサムシング (仮想的概念) であり,
さらに情動脳の機能にも関連深いという記載もあります. 西洋医
学に貧血という概念があり, 貧しいのも虚しているのも「不足して
いる」という意味ですから, 言葉の意味としてはほぼ同一で, 似た
ようなものと誤解されやすいですが, 貧血状態で呈しやすい症状
は, 疲れやすい, 息切れといったことを考えますと, 漢方的には

「気虚証[*1]」である可能性が高いことに注意してください.

　漢方的に「血の機能はこれこれだから，それが不足する血虚証は云々」という普通の説明より，現代の読者には「四物湯および類方が有効である症候を血虚証ととらえる」という認識からスタートする（これ，初学時代の私が，自身を納得させたロジック）ことをお勧めしたく存じます.

表 1-a　四物湯＋α

方剤名	構成生薬				
四物湯	地黄3	芍薬3	川芎3	当帰3	
七物降下湯	地黄3 黄耆3	芍薬4 黄柏2	川芎3	当帰4	釣藤鈎3
芎帰膠艾湯	地黄5 阿膠3	芍薬4 甘草3	川芎3	当帰4	艾葉3
十全大補湯	地黄3 蒼朮3	芍薬3 茯苓3	川芎3 甘草1.5	当帰3 黄耆3	人参3 桂皮3
猪苓湯合四物湯	地黄3 猪苓3	芍薬3 茯苓3	川芎3 阿膠3	当帰3 滑石3	沢瀉3
当帰飲子	地黄4 防風3	芍薬3 蒺藜子3	川芎3 荊芥1.5	当帰5 黄耆1.5	何首烏2 甘草1
疎経活血湯	地黄3 陳皮1.5 桃仁2 生姜0.5	芍薬3 防已1.5 甘草1 羌活1.5	川芎3 蒼朮2 茯苓2	当帰3 防風1.5 白芷1	牛膝1.5 竜胆1.5 威霊仙1.5
大防風湯	地黄3 甘草1.5 人参1.5	芍薬3 羌活1.5 杜仲3	川芎2 牛膝1.5 乾姜1	当帰3 蒼朮3 防風3	黄耆3 大棗1.5 附子末1

＊1：比較的急速に進行する貧血に対して，中医学教科書がすすめる治療は「補血」ではなく「補気」，たとえば人参単独の独参湯などです．もちろんそんな場合は漢方にこだわるべきとは思いませんが…．

芎帰膠艾湯：止血・補血調肝

　歴史的には，四物湯より古いものです．中国は後漢（25-220）の
ころ活躍した伝説の名医，張仲景がまとめたとされる金匱要略と
いう書物にあります．12世紀に成立したとされる和剤局方にある四
物湯に止血剤といえる艾葉・阿膠と甘草を加味したものとご理解あ
れ．ある製薬会社のパンフレットでは保険適用の病名は「痔出血」
しか記載がないけれど，本来は婦人科的問題，たとえば不正出血・
過多月経などに対応する方剤とされています．もちろん「痔出血」
にも応用可能でもありますので，神田橋システムの部品としてみれ
ば，当然ながら不正性器出血や痔出血を伴うときに考えるべき方剤
です．

七物降下湯：滋陰養血・熄風

　四物湯＋黄耆，釣藤鈎，黄柏という組成です．昭和の大家，我が
国の大塚敬節先生が御自身の高血圧・眼底出血に対応するため創始
された処方だそうです．四物湯に内風の対策として釣藤鈎が配合さ
れていることが特色と言えましょう（中医学的には"血虚生風対策"
といえます）．内風によると考えられるふらつき，頭痛，眼瞼けい
れんなどを伴う症例に考慮するといいでしょう．前項で述べた「抑
肝散システム」を活用するとき使える製品とも考えています．

十全大補湯：気血双補

　四物湯に補気の基本処方である四君子湯を加え，さらに補気力を
強化する黄耆と，桂皮を配合．よって元気がないといった「気虚」
症状が強い場合や，冷えが強いといった傾向を伴うときに考慮しま
しょう．神田橋先生の表現をそのまま記すと「四物湯の地黄がおな
かにこたえるとき"胃薬が配合された"本方」となります．確かに
四君子湯は健脾の方剤とも言えまして胃薬的性格を持っています．
本方と桂枝湯の類方と合方すると桂皮が重複しますので「気の上

逆・たとえば奔豚気（p.96）」のような症候が強いときは，桂皮をダブらせるように積極的に用いることを考える場合もありましょう．また逆に桂皮の過剰（たとえば熱的症状）といった不快な反応も想定して使用すべきと思います．

猪苓湯合四物湯：利水清熱・滋陰止血・補血

　四物湯と尿路系の症状に頻用される猪苓湯の合方です．当然ながら頻尿，残尿感などを伴う場合に考慮すると良いでしょう．

当帰飲子：養血潤燥・祛風止痒

　補血というのも養血というのもほぼ同義です．例によって補血の基本処方四物湯をベースにしております．何首烏というのも補血の薬味です〔昔，中国でまだこの生薬の名前がなかったころ，体質虚弱な何さんという方が，この生薬を用いるようになってから体力増強，髪の毛が「首」の上で「烏」のように黒々として長生きした（髪の毛は「血」が養うものです）という伝説があるとかないとか．もちろん，与太噺でしょうが〕．

　さらに蒺藜子，防風，荊芥，と祛風止痒の薬味が配合され，乾燥肌の瘙痒症に効果的な方剤です．神田橋システム原方でそこそこ良いけれど，皮膚瘙痒感が……とおっしゃる症例にはかなり高確率でお勧めの一品だと思います．

疎経活血湯：祛風湿・補血・活血通絡

　四物湯に「経絡の通りを改善し鎮痛を図る」配合がされている方剤．当然ながら運動器系の症状があるときに考慮されるべき選択肢です．次に述べる大防風湯と症状レベルでは近似していますが，大防風湯に配合される附子（体を温め鎮痛作用を有する）の配合がないことに注目して，使い分けを考えるべきでしょう．

だいぼうふうとう
大防風湯：気血双補・祛風湿・散寒活血・止痛

　気血双補する十全大補湯から茯苓，桂皮を抜き，杜仲・防風・羌活・午膝・大棗・附子を加えた組成です．冷えで悪化する運動器症状に考慮しましょう．近い適応のある疎経活血湯との使い分けは，だいたい似たようなものとの認識で良いとは思いますが，本方を用い熱性の副作用を訴えられたら，疎経活血湯に変方，疎経活血湯だと冷えの改善が不十分，鎮痛効果がイマイチの場合，本方の使用を考えるとよろしいかと思います．

四物湯＋黄連解毒湯＝温清飲，
温清飲それ自体ないし＋α（表1-b）

　温清飲とは，名に「温」の字が入っていますが，全体としては清熱作用が強い方剤と理解しましょう．補血の基本方剤である四物湯と清熱剤の代表黄連解毒湯の合剤です．よって，血虚の兆候に熱証を伴うときに考慮する方剤です．

表1-b　温清飲（四物湯＋黄連解毒湯）＋α

方剤名	構成生薬				
温清飲	地黄3 黄芩1.5	芍薬3 黄柏1.5	川芎3 山梔子1.5	当帰3	黄連1.5
荊芥連翹湯	地黄1.5 黄芩1.5 荊芥1.5 連翹1.5	芍薬1.5 黄柏1.5 柴胡1.5 甘草1	川芎1.5 山梔子1.5 薄荷1.5	当帰1.5 桔梗1.5 白芷1.5	黄連1.5 枳実1.5 防風1.5
柴胡清肝湯	地黄3 黄芩1.5 桔梗1.5	芍薬3 黄柏1.5 牛蒡子1.5	川芎3 山梔子1.5 栝楼根1.5	当帰3 柴胡2 薄荷1.5	黄連1.5 連翹1.5 甘草1.5
竜胆瀉肝湯 （一貫堂）	地黄1.5 黄芩1.5 木通1.5 沢瀉2	芍薬1.5 黄柏1.5 浜防風1.5	川芎1.5 山梔子1.5 車前子1.5	当帰1.5 連翹1.5 甘草1.5	黄連1.5 薄荷1.5 竜胆2

後出する荊芥連翹湯や柴胡清肝湯は温清飲から派生したものと理解するといいでしょう．ただ，エキス製剤になっている荊芥連翹湯や柴胡清肝湯に含まれる四物湯の量は，本方より少ないことも注意してください．

温清飲：補血活血・清熱瀉火
<small>うんせいいん</small>

　四物湯＋黄連解毒湯そのものです．黄連解毒湯とは熱証に対する清熱薬の代表ですから，血虚証に熱証がともなった病態に考慮されるべきものです．神田橋システムをイメージして用いるとするならば，ほてり・熱感・易怒性・イライラといった「熱証」を示唆する兆候が強いときに考慮しましょう．

　温清飲というネーミングから「全体として体を温める方剤であろう」と考えるのは誤解と断じます．「四物湯の温で血行をよくし，黄連解毒湯の清で血熱をさまし，瘀血を去るの意で温清飲と名づけた」とは大塚敬節先生らの御著書の記載ですが，全体としては熱証対策の方剤と認識するのが妥当と考えています．

　神田橋先生は「四物湯は熱証に対応するもの」と断じておられます．日本のエキス製剤に用いられている地黄はほとんど全部（ウチダの「八味丸Ｍ」が例外）中医学では「涼血作用」を有する生地黄だそうです（日本の中医方剤学書では，四物湯の地黄は熟地黄としているものが多いです．中医学的には正当な記載と思いますが，日本のエキス製剤についての説明として読むと，はなはだ疑問です）．それにつけても，神田橋先生の慧眼に感服です．

　以下に述べる温清飲加味方のエキス製剤より，四物湯の構成生薬の割合が多い（本方エキスは四物湯構成生薬・各3g含有，以下は1.5g）ので本方から以下の方剤に変方した場合に「潤いの不足」感が起こりうることに注意は必要でしょう．

荊芥連翹湯：清熱解毒・養血祛風
けいがいれんぎょうとう

中国にも同名異方がありますが，エキスになっているのは森道伯先生を鼻祖にする日本漢方の流派の一つ「一貫堂」のものです．温清飲の加味方で，一貫堂流の表現を紹介すれば「青年期の解毒証体質（解毒証とはアレルギー体質とオーバラップする概念）」に用いるとされるものです．筆者は白状すると，一貫堂流を理解しているとは言えませんが，頻用する処方の一つではあるのです．

前段，矛盾するようですが「補血し，清熱解毒し，疎肝し，アレルギー対策で荊芥・防風も使いたい……患者はエキス剤希望である」場合，本方や他の一貫堂処方に行き着くことが多いということだと自己分析しています．

柴胡清肝湯：清熱解毒・疎肝解鬱・滋陰補血
さいこせいかんとう

温清飲に柴胡，連翹，桔梗，牛蒡子，栝楼根，薄荷，甘草を加えたものです．日本の流派「一貫堂」の処方であり「小児期の解毒証体質（≒アレルギーにかかりやすい体質？）」に用いるものとされます．私は先述したとおり一貫堂医学には疎いものと自認していますが，エキス剤使用の制限下で「疎肝して清熱して補血したい」患者さんに本方を処方することが多いのも事実です．前項の荊芥連翹湯と近似していますが，祛風薬が少なく潤燥成分が強い印象があるものです．

竜胆瀉肝湯（一貫堂）：清熱瀉火・補血活血
りゅうたんしゃかんとう いっかんどう

筆者はエキスメーカー間の多少の相違にはこだわらない方であると自認しておりますが，同名ではあるが一貫堂のこれとはかなり異なる製剤がありますので，処方時にメーカー指定をしております[*2]．

---

*2：手元にある中医方剤学事典によると，竜胆瀉肝湯は少なくとも6種類記載されています．要するにこの方剤の名称は「リンドウの根＝竜胆を主薬にして肝の熱をとる目的で組成されたもの」という意味で，より大部の事典を引けばもっと多い可能性があります．165ページに紹介した香砂六君子湯にも同名異方がありまして，漢方方剤はあまり厳密に考えない方がよろしいとアドバイスさせていただきます．

少なくともこれだけは指定しないと「漢方のプロ」を自称してはいけない位に考えています．温清飲の加味方で，神田橋処方のバリエーションを考えるときの選択肢たりえる方剤です．メーカー名をいうとコタロー社のものがこれです．一貫堂の表現で言えば「壮年期の解毒証体質」に用いるそうです．

　さて，一貫堂医学に関しては門外漢を自認しているのですが，外野席から見た一貫堂をちょいとまとめてみましょう（先述しましたが，私，案外一貫堂の処方を使う医者ではあるのです）．一貫堂では三大証と五方ということをいい，以下に証と対応する方剤を示します．

瘀血証体質（中医学の血瘀，日本漢方の瘀血とほぼ同義か？）：
　通導散
臓毒証体質（メタボ体質と割り切ります）：
　防風通聖散
解毒証体質（アレルギー起こしやすい体質？）：
　小児期＝柴胡清肝湯，青年期＝荊芥連翹湯，壮年期＝竜胆瀉肝湯

　なお，解毒証体質に用いる3方は，どれも温清飲加味方です．臓毒証体質に用いるとされる防風通聖散はOTC医薬品でナイシトール®とかコッコアポ®とかの商品名で有名です．

　これ以上の解説はご容赦ください．私は患者さんを前にして頭のなかで方剤をつくり，それに近いエキス製剤を探すと，これらの方剤に行き着くから処方しているだけですので．

四物湯去地黄＋α（表1-c）

　神田橋先生は「地黄が胃腸障碍をきたす時は，四物湯に胃薬を加えた十全大補湯」と述べておられますが，煎じ薬を用いる立場から言うと「ならば地黄を抜いてしまえ」という発想もありです．「エキス剤の使用では無理」とおっしゃるかもしれませんが，そんなニュアンスの処方もありまして，応用可能だと思いますのでご紹介しましょう．

当帰芍薬散：補血活血・健脾利水・調経止痛

　穏やかに補血活血し水分代謝の活性化を図るといった方意でしょう．四物湯から地黄を抜き，マイルドな「利水剤」を配合した穏やかな処方と言えます．昔「奥さん，お嬢さん，当帰芍薬散」という婦人用薬のキャッチコピーがあったそうですが，本方は婦人科における頻用処方でもあり，月経困難など婦人科的問題を有するケースに考慮したいですね．また，むくみとか低気圧で症状悪化する等々の水毒，湿邪の関与が考えられるような場合には積極的に考えたい方剤といえます．エキスメーカーのパンフレットに曰く「妊娠中の

表1-c　四物湯去地黄＋α

方剤名	構成生薬				
温経湯	芍薬2 人参2 生姜1	川芎2 牡丹皮2 阿膠2	当帰3 甘草2	麦門冬4 呉茱萸1	半夏4 桂皮2
五積散	芍薬1 陳皮2 甘草1 麻黄1	川芎1 厚朴1 大棗1	当帰2 半夏2 桔梗1	蒼朮3 生姜1 白芷1	桂皮1 茯苓2 枳実1
当帰芍薬散	芍薬4 沢瀉4	川芎3	当帰3	茯苓4	白(蒼)朮4
当帰芍薬散加附子	芍薬4 沢瀉4	川芎3 附子1	当帰3	茯苓4	白(蒼)朮4

諸病に」とあります．初学の当時「女性が妊娠していれば，何でもこれでいいのかよ！」なんて憤りを感じたものですが，自分の娘が妊娠していたとき，何か訴えられたらどうしようと考えますと，妊婦さんはむくみやすいし，穏やかに補血してあげるのも良いかな，と思い当たりました．妊婦全員が服用すべきだとは考えておりませんが，ちょっとむくみっぽく，不調感あるとき悪くはないでしょう．

当帰芍薬散加附子：補血活血・健脾利水・調経・散寒止痛

　当帰芍薬散だけでは，冷えや痛みが取りきれないケースに考慮しましょう．当帰芍薬散に附子を加えた構成です．当然ながら前方の効能に加え，体を温め，鎮痛作用を期待し，附子を配合したものです．逆に言うと「温めすぎ」の弊害に注意すべき方剤といえます．附子などの「体を温める目的」の生薬を用いた場合，使用により得られた温感が「快い」ものであるか否かを判断基準にすべきと考えています．

温経湯：温経散寒・補血祛瘀

　温経湯という位ですから「経絡を温める」ことに主眼があり，さらに血を補い瘀血を解消するのが目的で，婦人科的症状を呈するときに使いやすいものです．具体的には，冷え性の月経不順，生理痛，性器出血などに使用してみてください．寒涼薬である牡丹皮の配合もありますが，全体としては温める作用が勝っている配合ですから，火照りなどに注意すべきと考えています．

五積散：温中散寒・活血通絡・理気燥湿

　理気をして体を温め，活血化瘀をはかる処方といえましょう．結論的にエキスメーカーのパンフレットが言うように，神経痛・関節痛，月経痛，冷え性などに応用可能です．体を温める目的の配合があるので，熱性の副作用に注意すべきだし，麻黄を含有するので，動悸などにも注意しつつ応用してください．

厳密には，このリストに入れるのは問題かも知れないが，神田橋システムのなかで四物湯に代わりうる方剤（表1-d）

芎帰調血飲：活血化瘀・理気健脾・補血

　元来は「産後の諸症状」を目標にするとされている方剤です．芍薬の配合がないことが，このリストに入れることをためらわせる理由ですが，補血の生薬をベースに理気薬・健脾薬などがバランス良く配合されている印象があります．筆者は月経困難症やPMSといった婦人科系の諸愁訴に広く用いて結構よい反応をいただいています．もちろん，当帰芍薬散・加味逍遙散・桂枝茯苓丸の婦人科領域で頻用される3方剤がよくないわけではありませんが，そんな方剤を用いて「イマイチ」感覚がある場合，本方を試してみる価値はあると思います．

　組成をみると，四物湯から芍薬を抜き（これが本リストに入れるのをためらわせた理由），理気薬・活血薬を配合した処方です．神田橋システムが精神的問題をターゲットにしていることを考えると，「理気薬」の配合が多いことは有用性が高いこととつながるとも感じています．

表1-d　神田橋処方のなかで四物湯に代わりうる方剤

方剤名	構成生薬				
芎帰調血飲	地黄2 陳皮2 大棗1.5	当帰2 烏薬2 乾姜1.5	川芎2 香附子2 甘草1	白朮2 牡丹皮2	茯苓2 益母草1.5
人参養栄湯	地黄4 茯苓4 陳皮2	当帰4 黄耆1.5 遠志2	芍薬2 甘草1	人参3 桂皮2.5	白朮4 五味子1
当帰湯	当帰5 桂皮3	芍薬3 乾姜1.5	人参3 厚朴3	半夏5 山椒1.5	黄耆1.5 甘草1

人参養栄湯：気血双補・安神・止咳

　構成生薬を見ますと，割合は異なりますが，十全大補湯の川芎を抜き，安神作用を有する遠志，理気薬陳皮，呼吸器系に効果のある五味子を加えたものと言えましょう．神田橋先生お気に入りで，彼の受け売りをいたしますと「補剤の雄」，人参と黄耆を含有するいわゆる「参耆剤」の一種で補気の力が強いものですが，同時に補血作用も有するものです．

当帰湯：補気養血・温中散寒・理気止痛

　四物湯から地黄・川芎が抜け人参・黄耆・山椒など補気し，胃腸の調子を整え，体を温める成分が多い方剤です．冷えと腹脹などを訴えるケースに良いという感覚です．気血ともに不足しているケースで，消化器だろうが婦人科だろうが，冷えると悪化すると訴えられた場合，考慮したい方剤です．

桂枝湯および類方

桂枝湯＋αといえる方剤（表2-a）

　先述したように，桂枝湯＋αといえる方剤はかなり多いです．まずは「桂枝加○○湯」という名称のものをまとめて解説します．

　桂皮（桂枝）含有処方の精神科的用法について述べましょう．桂枝は「気の上衝を治す」といわれる生薬であり，例えば苓桂味甘湯（茯苓，桂枝，五味子，甘草・これはエキス製剤ありません）は「奔豚気（running pig syndrome, sensation of gas rushing）を治す」とされます．奔豚気というのは英訳をみた方がニュアンスわかりやすいかも知れませんが，下腹の方からガスが胸部につき上がってくるような症状（これすなわち"気の上衝"を指す言葉です）．当然ながら精神的要因が関与しそうな病態ですね．神田橋システムにおいてキ

モの一つと考えられる所以です.

桂枝湯：辛温解肌・調和営衛

古典「傷寒論」の太陽病中風の治療薬として出てくる方剤です.寒性の邪気による感冒で,寒気がして自汗がないときは発汗促進剤といえる麻黄湯や葛根湯などを用います.味が辛く温める生薬を用いて,発汗促進する方法を「辛温解表(ショウガの効いたスープでも

表 2-a　桂枝加芍薬湯＋α／－β

方剤名	構成生薬				
桂枝加芍薬湯	桂皮4	芍薬6	甘草2	生姜1	大棗4
桂枝加芍薬大黄湯	桂皮4 大黄2	芍薬6	甘草2	生姜1	大棗4
桂枝湯	桂皮4	芍薬4	甘草2	生姜1.5	大棗4
桂枝加黄耆湯	桂枝4 黄耆3	芍薬4	甘草2	生姜4	大棗4
桂枝加葛根湯	桂枝4 葛根6	芍薬4	甘草2	生姜4	大棗4
桂枝加厚朴杏仁湯	桂枝4 厚朴1	芍薬4 杏仁4	甘草2	生姜4	大棗4
桂枝加朮附湯	桂皮4 蒼朮4	芍薬4 附子末0.5	甘草2	生姜1	大棗4
桂枝加苓朮附湯	桂皮4 茯苓4	芍薬4 白朮4	甘草2 附子0.5	生姜4	大棗4
桂枝加竜骨牡蛎湯	桂皮4 竜骨3	芍薬4 牡蛎3	甘草2	生姜1.5	大棗4
柴胡桂枝湯	桂皮2 柴胡5	芍薬2 半夏4	甘草2 人参2	生姜1 黄芩2	大棗2
当帰四逆加呉茱萸生姜湯	桂皮3 当帰4	芍薬3 当帰3	甘草2 細辛3	生姜1 木通3	大棗5
当帰建中湯	桂皮4 当帰4	芍薬5	甘草2	生姜1	大棗4

飲むと，体が温まり，汗が出ますよね）」と申しますが，すでに自汗がある場合，麻黄を含有しない本方で穏やかに発汗させる，つまり服用させたあとで「熱い粥をすすり，布団をかぶって」発汗を補佐する，とするのが普通の説明でしょう．もちろんそういった古典的あるいは教科書的な使用法を否定するものではありませんが，本書では「神田橋システムの重要構成要素」として紹介するところです．

　神田橋システムのなかでは「桂枝加芍薬湯の代用」という位置づけになりますが，もし桂枝加竜骨牡蛎湯で治療を開始して，イライラなどが緩和し「竜骨牡蛎」を抜いてみたいと感じられたら，とりあえず本方を用いるべきだと考えています（次の段階で桂枝加芍薬湯にするとしても．生薬レベルで言うと「まず竜骨牡蛎を抜き，ある程度の時間経過の後に芍薬を増量したほうが薬効の判定が容易」という感覚をご理解ください）．

桂枝加黄耆湯：辛温解肌・調和営衛・補気固表

　桂枝湯に補気薬の黄耆を加えた方剤です．桂枝湯証であり，元気がない，自汗がある（典型的には上半身は汗をかくが，下半身は汗をかかないのだそうです）といった補気したいときに考慮するべし，と教科書的に記載されます．黄耆が持つとされる「固表」作用とは，体質虚弱で汗かきのケースに試みたい方法と言えます．四物湯グループで十全大補湯を用いている場合に本方を併用すると，黄耆をかなり多量に配合することになりますが，漢方の手ほどきを中医師から受けた者としては，その2方をダブらせた程度の量を使ってみたくなることもあります．

桂枝加葛根湯：辛温解肌・調和営衛・舒筋

　桂枝湯＋葛根という組成です．桂枝湯証で，首から肩のコリが強い場合に考慮しましょう．葛根湯から麻黄を抜いたものとも見る事が可能でもあります．よって葛根湯を用いると動悸がしたり，不眠

になったりという場合に置き換えると良いと思います．とある症例で，朝は葛根湯，夕方は本方という飲み方をすると日中はすっきりし，睡眠も良いという経験をしました（神田橋システムの部品としては，葛根湯より本方の方が芍薬の量が多く適切である可能性が高そうです）．

マイナーな会社しか扱っていないので知名度は低いと思いますが，とりわけ「神田橋処方」のバリエーションを充実したい向きは取り入れてほしい方剤です（なお，他の「桂枝加○○湯」の類いは桂枝ではなく桂皮が用いられているようですが，本方は桂枝なのだそうです．また生姜は生のショウガを用いていると謳っています．だからいいとか悪いとかのコメントをここでする能力はありませんが）．

桂枝加厚朴杏仁湯：辛温解肌・調和営衛・止咳化痰

桂枝湯の証で喘咳する者（矢数道明先生による記載です），喘息のある患者にはもちろんですが，杏仁は鎮咳作用・潤腸通便作用があり，厚朴は下気除満作用があるので，軽度の便秘や腹満傾向がある時に考慮してもよいでしょう．当然ながら，呼吸器症状がある場合にも考えたい方剤です．

桂枝加芍薬湯：緩急止痛・温中補虚

神田橋先生が，四物湯との組み合わせで彼の提唱するPTSD対策の基本とした方剤です．小建中湯から膠飴を抜いたものともいえます．そもそも芍薬というのは，時代劇によくある？状況で，街道筋に若い女性がうずくまり，主人公が「お女中いかがなされた？」「はい，持病のシャクが」（こんな言い方若い読者にわからないかな？すこしまじめっぽい表現で言うと，古典的にはコリッキーな引きつれるような腹部の痛みを「シャク」といったそうな）その「シャク」を治しうる効能があるから芍薬のことを「シャク薬」というようになった……ほんまかいな？（与太ですけど有名な与太であ

ることは保証します）. コリッキーな痛みを治療する芍薬の性格を
強調した組成と言えましょう.

桂枝加芍薬大黄湯：緩急止痛・温中補虚・瀉下

　当然ながら桂枝加芍薬湯証で，便秘がちのケースに考えるべき方
剤です．たとえば神田橋システムの部品として本方を用いるとき，
桂枝加芍薬湯だけだと便秘がちだけれども，全部が本方だと下痢気
味になるといった場合，服用させる割合を1:2とかにするといった
工夫がほしいですね．そういう微調整をエキス使用の制約下でも可
能にしてくれる製品です.

　また，便秘気味の方に桂枝加芍薬湯＋αを処方する場合αは別に
大黄である必要はないと思います．たとえばセンナのエキス錠やア
ロエなどの方が使い慣れているという場合，そんな瀉下薬＋桂枝加
芍薬湯というのも悪くないと思います（瀉下薬のみ使うと，腹痛が
起こるような場合に併用すると良い方剤だと感じています）.

桂枝加朮附湯：散寒袪湿・止痙・解表

　桂枝湯に健脾利水（消化器系を整え，水分代謝を活性化する）の
朮と，温陽袪寒止痛（体を温め，鎮痛する）附子を配合したもの.
寒湿痺（寒性・湿性の邪気により起こる関節痛といったニュアンス
の病態）の治療薬とされます．当然ながら冷えると悪化する関節症
状を訴えるようなケースに考慮しましょう.

桂枝加苓朮附湯：散寒袪湿・止痙・解表

　桂枝加朮附湯に利水薬の茯苓を加えたもの，その分「袪湿」の効
能が強化されたと言えるのかも知れませんが，前方とほぼ同じと考
えてよいでしょう．再診するときに，前回の処方と同じでは芸がな
いと感じられるような時がありますよね，そんなとき切り替えてみ
るという裏技的用法もあり得ると思います.

　私は中国人の師匠が口述する処方箋書き，例えば本方なら「桂皮4g，芍薬4g……」といった具合，中国でも初心者教育はそんな感じで行われていたようです．とある中医師の本で自らの修業時代「先生はなんで同じ患者が来る度に処方を変えるのですか」との質問に彼の師匠の応えて曰く「よく見てみろ，毎回○○湯加減じゃないか」と笑って応えられたエピソードを紹介してあったのが印象に残っています．

　さらなる上手（うわて）は「将軍，錦紋，川軍……」これみな瀉下薬大黄の異名なのですが，これらを使い分ける剛の者もいらっしゃった様です．ちなみに日本でこれをやると，薬剤師さんが混乱しそうですし，保険請求上も問題となりそうなので，私はやった経験ございません．もちろん，処方を変えると不安がるような患者さんには有害でしょうしね．このテの裏技を使い分ける勘どころは『02 私の四診合参論』をご参照ください．

桂枝加竜骨牡蠣湯（けいしかりゅうこつぼれいとう）：安神・通陽，調和営衛

　中医方剤学によると「陰陽両虚・心腎不交の失精・夢交」に用いるとしてありますが，「基本の組み合わせでイライラ感がとれないならカルシウムを加えた本方」という神田橋先生のアドバイスで十分に感じております．

　ちょっとしたトリビアをご紹介しましょうか．本方に含まれる竜骨という生薬は大型動物の骨の化石としてあります．似たようなものに歯の化石と分かるものは竜歯として流通しています．「竜骨」として流通していた動物の骨の表面に奇妙な記号のようなものが刻まれていることが「甲骨文字」の，「竜歯」として流通しているものが「北京原人」の研究の端緒になったという説があります．真実であるかどうかの保証はいたしかねますが，富山医科薬科大学（現富山大学）教授であった故 難波恒雄先生がNHKの人間大学講座でお話になっていたネタであることは保証いたします．

柴胡桂枝湯：和解半表半裏・疎肝解鬱

　小柴胡湯に桂皮と芍薬を加えたものですから小柴胡湯に桂枝湯を合方したものと見ることもできる方剤です．例えば神田橋システムで応用しようとするなら，システムの基本に小柴胡湯を合方する感覚で使えますね（神田橋先生からご紹介頂く患者さんは，かなり本方を処方されています）．つまり，神田橋システムの方意に疎肝解鬱を図りたいとき考慮しましょう．

当帰四逆加呉茱萸生姜湯：温経散寒・養血通脈

　桂枝湯に加え，細辛や呉茱萸など体を温める力が強い生薬が配合されています．神田橋処方の部品としては，冷えが強く頭痛などの随伴症状があるとき考えましょう．

当帰建中湯：補血調経・緩急止痛・温中補虚

　桂枝加芍薬湯に当帰を加えたものである．と言い切ると「芍薬がちょっと少ないじゃないか」とか「建中湯という割には，膠飴が入ってない」とかの正当なクレームがつけられそうです．エキス製剤では，何故膠飴を抜いているのか，なんで微妙に芍薬を減じているのか，筆者には説明不能です（原典では膠飴が入るようです）．小建中湯証で血虚の兆候を伴うときに考慮しましょう．

　前段のように表現するのが，方剤学的には本寸法とは思うのですが，エキス製剤の実際をみてみると冒頭に言ったように「桂枝加芍薬湯の芍薬をちょっと減らし，当帰を加えた（そして飴は入れてない）方剤」なのですから，桂枝加芍薬湯証で，補血力を強化したい，大黄を加えるほどではないけど「ちょっと潤腸通便も期待」したい．そして，食前に服用させても含有する膠飴による血糖の上昇が軽度で，食欲低下を来しにくい……というところに注目して活用するのが実際的といえましょう．

膠飴が入るもの：（膠飴の作用＝補虚建中，緩急止痛）（表2-b）

小建中湯：緩急止痛・温中補虚

桂枝加芍薬湯に「補虚建中，緩急止痛」の効果が知られる膠飴を加えたものです．これに補気薬の黄耆を加えると，先述の黄耆建中湯になります．

次項黄耆建中湯に記した「食前に服用させると，膠飴のために血糖が上昇し食欲低下を招く可能性」は「食欲がない虚弱児童」のお母さんが，本方を子供に食前の服用をさせた結果をふまえたものでした．

黄耆建中湯；温中止痛・益気固表

小建中湯に代表的な補気薬・黄耆を加えた組成です．よって「おなかを暖め，引きつるような痛みを緩和する」小建中湯の使用目標に，虚弱体質・易疲労感・ねあせといった気虚の兆候が強いとき考慮しましょう．

なお「○○建中湯」という名のエキス製剤が他にもありますが，方名の「建」は補うや整えるというニュアンス（英語ならinvigorate），「中」とは中焦＝脾胃＝消化吸収系の意味とご理解あれ．また，建中湯類にはアメ（膠飴）が配合されます．つまり，食事の直前に服用させると血糖値が高まり食欲低下をきたす可能性があることに注意すべきと思います．

表2-b　膠飴を含む桂枝加芍薬湯の類方

方剤名	構成生薬				
小建中湯	桂皮4 膠飴 10〜20	芍薬6	甘草2	生姜1	大棗4
黄耆建中湯	桂皮4 膠飴 10〜20	芍薬6 黄耆4	甘草2	生姜1	大棗4

麻黄が入るもの（表2-c）

　麻黄が入る方剤を桂枝加芍薬湯に置き換えるのは乱暴との意見は承知でありますが，敢えて挙げてみます．麻黄はご存じの通りエフェドリンの起源植物であり，エフェドリンには気管支拡張作用，強心作用，中枢神経興奮作用などが知られています．よって，
①日中の眠気を訴えたり，呼吸器疾患を持つケースなどには好ましい影響が期待できうる
②逆に不眠，動悸といった副作用がありうる
　といったことを考慮して応用すべきでしょう．

葛根湯：辛温解表・生津舒筋

　おそらく一般の知名度No.1であろう本方ですから，ちょいとスペースを頂戴して古典落語「葛根湯医者」の一席おつきあいのほどを（若干私なりに改変してますが）．

表2-c　麻黄を含む桂枝加芍薬湯の類方

方剤名	構成生薬				
葛根湯	桂皮2 葛根4	芍薬2 麻黄3	甘草2	生姜2	大棗3
葛根湯加川芎辛夷	桂皮2 葛根4	芍薬2 麻黄3	甘草2 川芎2	生姜2 辛夷2	大棗3
葛根加朮附湯	桂皮2 葛根4	芍薬2 麻黄3	甘草2 蒼朮3	生姜2 附子0.5	大棗3
桂芍知母湯	桂皮3 浜防風3	芍薬2 白朮4	甘草1.5 知母3	生姜3 附子1	麻黄3
小青竜湯	桂皮3 半夏6	芍薬3 五味子3	甘草3 細辛3	乾姜3	麻黄3
桂麻各半湯	桂枝※3.5 麻黄2	芍薬2 杏仁2.5	甘草2	生生姜2	大棗2

※局外生規

「先生，昨日から熱っぽくて寒気がして肩がはってしんどいんですわ」

「ふーむ，汗はでるかな？ん，出ないと．脈は浮いておるな．傷寒論にいう太陽の病じゃ．辛温解表せにゃいかん．葛根湯を差し上げる．暖まるから汗がじわっと出るまでお飲みなさい」

「先生お乳が張って痛いんですが」

「うむ，乳腺炎じゃな．葛根湯を差し上げる．これを飲んで様子をみなさい」

「先生，こんなのができて痒くてしょうがないんですが」

「なるほど蕁麻疹じゃ．葛根湯をお飲みなさい．おやそちらの方は？」

「いえ，私はただの付き添いで」

「ご苦労様です．何もないけど葛根湯をおあがり」

　普通にいえば「付き添いにまで葛根湯を出しちゃう藪医者の物語」なのでしょうが，一応，乳腺炎や蕁麻疹は葛根湯の適応症で，この病名で保険請求すれば通るはずです．一番最初の患者の訴えおよびそれに対する医者の反応は，古典を踏まえたスタンダードのつもりです．ただ「太陽病」じゃ保険通らないでしょうから「感冒」とかの病名で保険請求されることをおすすめします．

　「でも付き添いに出すのはあんまり」とおっしゃるかもしれませんが，昭和の大家，大塚敬節先生は御自身で疲労回復の頓服として用いていたといいますから，さほどの問題でもないのかもしれません（麻黄の含有するエフェドリンが持つ中枢神経興奮作用に期待したのだと思います）．原典の傷寒論で，葛根湯と同様に「辛温解表剤」とされる麻黄湯や桂枝湯でこの「葛根湯医者」先生と同じことをやると，麻黄湯なら副作用が多そうで，桂枝湯だと効かないことが多い結果になりそうです．葛根湯のほうが，守備範囲が広いと考えています．エキスのパンフにあるとおり，肩こりといった随伴症状があるとき考えたい方剤です．日中の眠気や，起き抜けのだるさといった症状に用いると有効なことを経験します．

熱感やほてりが強いといったときは（詳しい読者なら，銀翹散のような辛涼解表薬を使いたくなるがエキスしかない場合）桔梗石膏を併用するとよいでしょう．また，本方の服用で動悸など麻黄（エフェドリンの起源植物）の副作用が起きた場合，桂枝加葛根湯を用いることを考えてみましょう．

葛根加朮附湯：散寒袪湿・止痙舒筋

葛根湯に湿邪対策の蒼朮3gと，温め痛みを抑える附子0.5gを配合したもの．冷えると悪化する体痛に用いるというのが普通の説明ですが，葛根湯でも寒気の取り切れない感冒や花粉症などにも応用可能でしょう．

葛根湯加川芎辛夷：辛温解表・生津舒筋・通竅

葛根湯に，活血薬であり他の薬効を体の上部に運ぶ効能が期待される川芎と，鼻の通りを改善する（通竅）作用のある辛夷を加えたものですから，当然ながら葛根湯の適応症で，鼻の症状を伴うとき考慮されるべき方剤です．

ただ，葛根湯の成分はすべて入っているのですから，先に紹介した「落語・葛根湯医者」に出てくる最初の症例などに使うのもありだとは思います（私，前著で，今はなき父親が夜中に強い悪寒を訴えてきたとき，家にあった薬箱をひっくり返して本方を見つけ，葛根湯もしくは麻黄湯の代用品として急場をしのいだ体験を書きました．もちろん，積極的にそうすることをお勧めはしませんが，そんな体験をしたことは事実です）．

本方は日本の経験方です．傷寒論に出てくる他の解表薬（麻黄湯や桂枝湯など）をベースに川芎と辛夷を加えてもちょっと使いにくそうな印象です．こんな方剤がエキス製品になっていることが，葛根湯の守備範囲の広さを証明することと感じられます．

桂芍知母湯：散寒祛湿，止痙止痛

　某社のパンフレットには，上述した効能に加え「清熱」とあります．清熱薬である含有する生薬・知母の顔を立てた記載なのでしょうが，全体としては体を温める作用が強い配合とみるべきと思います（はっきり言って，その記載にひきずられ熱的症状の患者に使ったら罪作りですな）．知母は温める薬の反佐薬（副作用を緩和するというニュアンス・本方の場合は桂皮・生姜・附子という配合の熱性の過剰を抑制するための清熱薬）という認識がいいでしょう．先述してきた附子入り方剤で副作用が出た場合，試用してみる価値はありましょう．冷えると悪化する関節痛や神経痛に対する選択肢ですね．

小青竜湯：辛温解表・温肺化飲・平喘止咳・利水

　別名「温肺化飲湯」ともいう．寒性の邪気により起こる，喘鳴，白色でうすい痰，くしゃみ・鼻水・鼻閉といった症候に考える．諸賢のなかにも，花粉症の時期に服用されている向きも多いのではないでしょうか．うすく白い痰や鼻汁が黄色く粘っこくなってきたら（漢方業界用語で「熱化」と表現される）桔梗石膏エキスを加えると良いでしょう．また，本方が含有する麻黄の副作用で，睡眠障碍や動悸などが起きたら，苓甘姜味辛夏仁湯に変方するのも有力な選択肢です．

桂麻各半湯：発汗解表・止咳

　桂枝湯と麻黄湯を半々で混合したもの．桂枝湯証と麻黄湯証の中間というケースに用いる．原典に忠実な説明をすれば「太陽病，之を得て八九日……」という原文から始めるところでしょうが，私にはその能力はありません．見方を変えると，葛根湯から葛根を抜き，鎮咳作用が期待できる杏仁を加えたものと認識もできます．葛根湯を使い慣れている方には，この見方のほうが応用しやすいかもしれ

ないですね．神田橋システムのなかでは，桂枝湯にちょっとだけ麻黄を入れたいという感覚で使える可能性がありましょう．

　スペースの関係ではしょった解説になったことをお詫びいたします．巷間「漢方には副作用が少ない」「副作用はなく誤治あるのみ」などと言われていますが，不愉快な反応が起こりうることには敏感であるべきです．

　例えば本文中にもふれましたが，麻黄による動悸・不眠，附子による熱性の不快感等々，各々の薬理作用の延長線上にある副作用に関してとりわけ慎重であることは責務だと考えています（当然ながら，甘草の過剰による電解質異常，大黄の過剰による下痢なども含む）．

　実際の臨床では相手の理解力をスキャンしながら前段のことを直接語ることもあり，「漢方薬だから副作用はないなんて思わないで，飲み始めて何か不愉快な感じがあったら電話で相談して……」という程度にとどめる場合もありといったところであります．

　この説明の使い分けは，臨床的センスが問われるところでしょうが，相手をスキャンする能力と関係しましょう．その能力を高めるために"四診合参"をイメージするのが有用であろうと考えています．四診合参に関する『02　私の四診合参論』（p.35）を読み返して欲しいところです．

　また例えば，日中の眠気を目標に麻黄含有処方である葛根湯を用い，それなりの効果を感じるが睡眠が悪くなった，というような場合には朝だけ葛根湯で，昼と夕には麻黄を含有しない桂枝湯の類方にするといった工夫もあらまほしいし，それが可能なシステムだと考えています．ちなみに一部の論客により「葛根湯証は実証であり，桂枝湯証は虚証であるから明瞭に弁別を要する」といった処方解説がなされていますが，それにこだわる必要はないと考えています．

　本項が読者諸賢の臨床を豊かなものにする助けになることを希うところです．

エキス製剤化された方剤

　本書が企画された当初，本項は五十音順に健康保険が使えるエキス製剤を網羅し，それにコメントをつける原則で執筆しておりました．保険適用のエキス製剤は百数十種類ありますので，必然的に約3万字を超えるファイルが出来かけたのですが「面白くない」のですね．あまり読者の役に立たない感覚です．方剤名の発音を優先して配列すると，前後に記載した方剤との関連は原則的に無視されることになるのが一因と考えました．さすがに私自身，処方した経験の乏しい方剤も結構ありますしね．

　というわけで，本項で最初もくろんでいた網羅性はあきらめ「方剤間の関係が理解しやすくなるように」書き直しました（なお，3万字の労作は，約1/10に縮小され，巻末のエキス製剤リストに，その残骸をとどめています．索引的にご利用ください）．

漢方的治療は（とりわけ「漢方的」と限定する必要もないと思っていますが）見方によって，異なる意味が付与されうるものと思います．例えば潤いの不足（≒陰虚）をベースに熱的な徴候がみられる状態を「陰虚内熱」などと称するわけですが，それに対して滋陰清熱といった治法が考えられることになります．同じ状況を「臓腑」の観点から表現すれば「腎陰の不足」をベースととらえ「補腎法」をとる，と表現することも可能なのです．

　前段「どっちかにしてくれ」と憤られる方もいらっしゃるでしょうが，御自身の感性に従い「どっちの理解でもいい」ということで示談にしていただきたいところです……．要するに，方剤の効能は「決意表明」といった側面を有するものなのです．

　法則16（p.29）で言ったことを繰り返します．コップ一杯の水は，熱中症一歩手前の方にとって最善の薬という側面を有していると思えますが，そのとき脱水に対応するものと考えれば「滋陰剤」と見えますし，熱邪対策とみれば「清熱剤」でもありましょう（まとめて「滋陰清熱」としても良いですよね）．また，場面を変えて，排便促進のため，朝起き抜けに一杯水を飲むことを勧める場合は，潤腸通便作用に期待するわけです．無理矢理に私が書いた四字熟語を暗記する必要はありませんよ，唯一絶対のものではないのですから．なんとなく読み進めていくうち，ニュアンスがご理解いただけるようになれば……と考えています．

本項を読み進められる上での注意点

　例えば六味丸という方剤があります．臓腑弁証の観点からすれば「補腎」の薬となりましょうし，陰陽の観点からすれば「補陰・滋陰」の薬です．寒熱の観点（広く言えば陰陽ですけど）からいうと清熱薬ということも可能です．

　本項では似たような効能や性質を持つ方剤をまとめて解説したい
と思います．たった今サラリと「似たような効能や性質」と書きま
したが，実はかなりいい加減かつ恣意的な分類に基づくつもりで
す．例えば前段で名前を挙げた六味丸ですが，八味地黄丸や午車
腎気丸と並べて解説します．共通点は「腎を補う」ということです．
寒熱という観点から言えば，六味丸は清熱薬であるのに対し，八味
地黄丸や午車腎気丸は温陽の薬，つまり反対の効能を持つものと言
うことが可能です．

　前段で述べたことは，中医学系漢方医として自然な観点と言えま
しょうが，場合によっては参耆剤（人参と黄耆を含有する補気剤）
とか柴胡剤（柴胡という生薬を主薬にしている方剤）といった日本
漢方の論客が好みそうな表現も取り入れます．果ては「上腹部不快
感に対応する方剤」といったような，漢方医としては無節操なくく
りも採用するつもりです．意図としては「臨床応用しやすい観点」
という立場です．ご理解の上おつきあいくださるようお願いいたし
ます．

奇妙な数式のすすめ

　医療用エキス製剤には，大体「製品番号」がついています．エキ
スメーカーの全社がその製品番号を共有しているかまでは保証いた
しませんが，ほぼ全社が同じ番号をつけているように思います．

　本書のような著作に，そういった製品番号を記すのは製薬会社に
媚びたようで，ちょっと気恥ずかしく格好悪くも感じますが，患者
さんとコミュニケーションをとるにあたって「当帰四逆加呉茱萸生
姜湯」などと難しげな寿限無的名称を用いるより「あの38番の漢方
薬飲んで，ほてりとか不愉快なことありませんか？」などと言った
ほうが，お互いに楽な感覚もあり便利な側面はあります．

番号を覚えたらついでに，例えば「43 － 75 ＝ 83 － 54 ≒ 81」なんていう奇妙な数式はいかがでしょうか．意味としては「六君子湯－四君子湯＝抑肝散加陳皮半夏－抑肝散＝陳皮と半夏≒二陳湯のキモ」ということであります．もちろん，番号なんか覚えなくてもかまいませんが，意味は理解すべきことだと思いますよ．要するに四君子湯＋二陳湯≒六君子湯，つまり「健脾補気の基本処方である四君子湯に，痰飲を治す基本処方である二陳湯の方意を加えたものが六君子湯である」という命題とさらに抑肝散と抑肝散加陳皮半夏の関係も盛り込んで「43 － 75 ＝ 83 － 54 ≒ 81」と表現できるのは，そこそこ便利とは思います．

　例えば前項で温清飲周辺のことを語りましたが，製品番号を使うと「15 ＋ 71 ≒ 57，57 ＋ α ≒ 50，57 ＋ β ≒ 80」となります．このカギ括弧内の内容を，まともに書きますとかなりの行数は必要になるでしょう．少なくとも本書みたいな本の著者としては，入力の手間を相当軽減してくれる数式ではあります．読者諸賢とされましては，複雑な方剤も，基本的な方剤の組み合わせで構成されているのだ，という事実を実感できる数式ではないかと思います．さらにお遊びでいくつか紹介してみましょうか．

　10 ≒ 9 ＋ 45，71 ＋ 75 ＋ α ≒ 48，81 ＋ α ＝ 91，69 ＋ 16 ＝ 116，9 ＋ 17 ＝ 114，79 ＋ 17 ＝ 115等々．これら全部まともに書いたら結構大変ですよ．巻末に製品番号と方剤の対応表（p.219）を附しておきますから，興味があれば意味をご理解いただきたいと思います．

　ついでに前項の神田橋システムをこの方式で示しますと，その基本は71＋60となります．神田橋先生のこのアイデアは，意外と古典的な方剤構成の技法に忠実であると感じています．先生御自身はどれだけそこのところに意識的であったかは存じませんが．

　それではエキス製剤化された方剤の世界を覗いてみましょう．

腎を補う三方剤

　ここの解説をするにあたり，避けては通れないのが漢方的「腎」の概念です．詳しくお知りになりたい向きは「中医学の基礎」や「黄帝内経解説書」といった類の書物をご参照下さい．

　大雑把に言えば，腎とは成長発達・泌尿生殖器系に関連深い臓と認識されています．腎の機能は青年・壮年期にもっとも充実し老年期に至って衰えていくものとされます（今述べているのは「漢方で言う腎」の話で，西洋医学的なkidneyとは別物とお考え下さい）．生殖の機能も含むわけですから，幼年期には未熟であるという認識もあります．

　さらに「肺で取り入れられた清気は，腎で納められる」というテーゼもあり，呼吸にも関連が深いと認識されます．また，骨格系や聴力とも関連深いとされる機能系とされるものです．そして，腎に対する漢方的治療はその不足＝虚証に対してなされることが多いもので，大まかに言って腎陽虚と腎陰虚が認識されます．

　さて，前置きはこのくらいにして，実際に腎を補う方剤を見てみましょう．

六味丸：滋補肝腎・清虚熱

　まずは「腎陰虚」に対する方剤の本方から行きましょう．八味地黄丸から温める成分（附子・桂枝）を抜いたもの．元々「小児薬証直訣」という12世紀の小児科の本にでている処方です．老人と違い，小児は冷え性が少なく火照りやすい傾向があるための工夫なのでしょう．腎虚症（西洋医学的に換言すれば「成長発達・泌尿生殖系などの不全状態」＝腎虚一般の症状）に，火照りなどの熱的症状が伴っている状態，すなわち腎陰虚に考慮すべき病態に考慮すべき方剤と言えましょう．

私の娘，幼い頃喘息持ちでしたけれど，六味丸を服用出来るようになってから，発作の頻度・程度がすごく改善しました．「滋補肝腎」の薬が肺の病気に有効である漢方的説明の一つに，漢方的呼吸生理からするのがあります．先述しましたが「肺で取り入れられた清気（この際酸素みたいなものとしましょう）は下降して腎で納められる」というテーゼをふまえたものですね．腎の機能不全による呼吸器症状を「腎不納気」などと呼ぶ与太もあります．『00　漢方を本格的にはじめる』で引用した『落語的漢方のすすめ』（中外医学社）の共著者佐藤純一先生（佐藤先生は冗談好きの面白いキャラですが，医者としては普通かつまともな内科医です）には，そんな喘息ありっこない，と怒られた話ですけど「吸うのが苦しい」とおっしゃる喘息の方に補腎すると良いことが多い，といった印象はもっています．

　前段の与太に付き合いきれないとおっしゃる向きには，本方の主薬である地黄には，ステロイド様あるいはステロイドのプロドラッグ様の作用があるのでは？　と私は勘ぐっていることで示談にして頂きましょうか．

八味地黄丸：温補腎陽
（はちみじおうがん）

　午車腎気丸とならび「腎陽虚」の薬です．ごく単純に言い切れば，腎虚一般の症状に冷えを伴う病態に考慮する方剤です（これに近い言い方で前項の六味丸を表現すれば「腎虚一般の症状に熱的症状が随伴する病態」です．ご参考までに）．「八味丸　飲んでるそばに　恋女房」という江戸川柳が，腎虚証の一側面を印象づけてくれると思い，紹介しておきます（バイアグラの前に試してみる価値はあるかも，即効性では負けそうですが……）．現代語で「腎虚」というのは男性機能障碍みたいなニュアンスがありますが，本来は漢方的意味でいう「腎」の機能不全の全般です．老年になると衰える機能を古人はみな「腎」の機能としたのではと想像しています．よって高齢者に考慮することが多い方剤と言えます．

　中医学マニアとしては，補腎の目的には生地黄ではなく加工した
熟地黄を用いたいところです．本方に限らずほとんどのエキス製剤
は地黄の乾燥品である乾地黄（＝生地黄）を用いていますが「ウチダ
の八味丸M」だけは熟地黄を用いているそうです．まあでもね，傷
寒論・金匱要略の時代は，地黄は地黄でしかなく生だ熟だの区別は
なかったそうですから，そんなところにこだわるのはトリビアに過
ぎるのかもしれませんけどね．

　金匱要略に書いてあるということは，ここに紹介している3方剤
のなかで，歴史的には最も古い方剤ではあるのですが，現代の臨床
で活用する立場から言えば「六味丸に補陽の附子と桂皮を加えたも
の」という認識で十分と思います．

　腎の陽虚証であるなら，補陽の薬だけで腎陰を補う六味丸の成分
はいらないじゃないかというご意見はもっともですが，高齢者の腎
陽虚証というものは，ほとんどの場合腎陰・腎陽ともに不足して，
とりわけ腎陽の不足が全面に出て冷えなどの症状が出ている状態と
認識されるものです．桂皮と附子だけの処方というのは，危なっか
しくて使いにくいという感覚をご理解ください．

牛車腎気丸：温補腎陽・活血利水

　八味地黄丸に利水の車前子と活血の牛膝を加えたもの．この2方
の使い分けはどちらでも良いことが多いですが，とあるエキスメー
カーの製剤でいうと，本方に含まれる附子の量は八味地黄丸より多
いので，服用によりほてり感など附子の過剰が考えられたら八味地
黄丸に変えると良い場合もありましょう[*1]．逆に八味地黄丸で冷え
の改善は認められるけどイマイチという時，本方に切り替えてみる

＊1：実は結構ややこしいところで，ツムラ社では八味地黄丸が0.5g，牛車腎気丸が
1.0gですが，八味地黄丸が1gというメーカーもあるようです．気になる向きは，お
使いになるメーカーのパンフレット等を確認されることをおすすめします．

選択肢も考えてみてください．もちろん，八味地黄丸と本方，両方とも基本的に"冷え"を訴えられたとき考慮すべき方剤ですから，ほてりや熱感といった熱性の副作用には敏感でありたいものです．

いわゆる参耆剤

　人参・黄耆という2つの代表的補気薬を含んだものを総称して，参耆剤と称するのが日本漢方の習慣です．よって気虚証と判断される場合，考慮されるべきものです．

　では「気」とはなんぞやという当然の質問が来るでしょうね．真面目に答えるとなると相当な難問です．例えば肝気や腎気などの五臓の気という概念がありの，免疫的なことをつかさどる衛気とか営気といった概念もありの，学識経験豊富な先生がそんな諸概念を説明していたら，本書の一項分くらいあっという間に埋まってしまうでしょう（私には，それをやる能力も根気もありません）．

　私としては，『01　法則で学ぶ漢方医学総論』に記した「法則15・16」あたりを読み返して頂きたいところです．ここに紹介する方剤は，単純に補気だけを目指しているわけではありませんが，少なくともベースに気虚証を想定した方剤です．逆にこれらの方剤が効果的である患者さんのことを気虚証という認識で臨床経験を積まれることをおすすめしたいです．

帰脾湯：気血双補・養心安神

　「参耆剤」の一つであり，それに安神薬が配合されているものと言えます．補気の基本，四君子湯に黄耆で補気を強化，当帰で補血，木香で理気をはかり，酸棗仁，遠志，竜眼肉で安神するという構成と説明できましょう．くだいて言えば「強壮剤も入ったトランキライザー」という感覚ですね．

加味帰脾湯：気血双補・養心安神．疎肝清熱

　加味帰脾湯＝帰脾湯＋柴胡・山梔子と教わりました．柴胡は疎肝する目的，山梔子は熱的な症状に対応するものととらえています．読者諸賢も，そういうご理解でよろしいかと思いますし，日中各種の方剤学書もそう書いております．ただし，ツムラ社の帰脾湯は白朮を使っていますが，加味帰脾湯は蒼朮を使っているという配合になっています．それやこれや本方を使って乾燥性の不快感が訴えられたら，帰脾湯の方が良いかもしれません．帰脾湯にプラスされた柴胡と山梔子の意味を考えれば，イライラや熱感がある場合本方を考えたいところです．

人参養栄湯：気血双補・安神・止咳

　神田橋システムで語りましたので簡潔に．帰脾湯・加味帰脾湯には配合がなく本方を特徴付ける生薬は，地黄と五味子，桂皮でしょう．滋潤性の生薬が強化されている感覚です．されど参耆剤であることが特徴の方剤と言えるでしょう．

十全大補湯：気血双補

　これも神田橋システムでふれました．例の「奇妙な数式」で71＋75＋αとした方剤です（αは黄耆・桂皮）．

補中益気湯：補気健脾・升陽挙陥・甘温除熱

　別名「医王湯」補気薬の代表といえましょう．補気成分に補血薬である当帰がちょっと配合され，さらに柴胡と升麻の配合で「中気下陥（内臓下垂のような兆候，これを治すのが升堤という概念）」に対応する方剤として設計された印象があります．以上中医方剤学書の引き写しをしましたが，柴胡と升麻には「升堤作用は期待できない」と明言された老中医の講演を聴いたこともあり，盲信するべきではないのかもしれませんね．ただし，乙字湯に配合されて

いる柴胡と升麻はそんな目的を目指していると考えられる配合なのです．痔に対する処方，乙字湯を創始した日本の名医 原南陽先生の発想はそんなところだというのは，ほぼ確実と考えています．まあ，本方の理解は補気作用が中心で，ちょっと当帰で補血しているという程度の理解で良いのではと思えます．その意味でエキス製剤のなかでは一番「参耆剤」的性格が色濃い方剤と感じています．

清暑益気湯：健脾益気・滋陰成津

名前の通り，暑さ負けしそうな体に元気をつけ，潤いを与え，熱を冷ますという構成の方剤です．確かに夏場に使いたくなることは多いですが，他の季節に御法度ということではないと考えています．

半夏白朮天麻湯：化痰熄風・補気健脾・利水

本方にも人参と黄耆の両方が配合されていますので，一応ここに書いておきますが，配合量が少ないので，普通は参耆剤とは認識されないかもしれません．消化吸収機能調整し，利水力を強め，二陳湯的な痰飲対策を取り入れ天麻を用いることで熄風作用を期待するといった構成になっている処方です．くだいて言えば「元気がなく，おなかの調子がイマイチで水はけが悪く，めまいなどを起こしやすい」方に応用しやすい方剤です．

柴胡剤

小柴胡湯が代表格です．普通の方剤学書でいうと「和解半表半裏」という効能が記載されます．柴胡剤一般に和解半表半裏という効能があるとされますが，これは傷寒論的な考え方を踏まえないと説明しがたい概念です．私としてはとても苦手な領域（本音を言うと現代にはあまり役立たない）なのですが，ここでまとめてごく大雑把

に述べます（興味ある方は，成書に当たって下さい）．

　中国は後漢の時代に猖獗を極めた，傷寒と呼ばれる疾患（伝染性疾患で，現代的にはチフスかコレラもしくはマラリアではないかと言われています．現代中国語辞典をひくとチフスとしてあります）の経過と治療を述べた傷寒論という古典の考え方なのですが「その感染症は，太陽病，陽明病，少陽病（半表半裏の病）と伝変（変化する）ことが多く，太陽病は解表法を主とし（具体的には桂枝湯や麻黄湯），陽明病には下法などを用いる（具体的には承気湯類）が，半表半裏に病がある状態には小柴胡湯などを用い"和解半表半裏"を目指す」のだそうです．（本来の傷寒論に，どういう記載がされていたかということは分かりませんよ．今，私たちが参照できるのは後世の注釈本です．一応，そんな本には先述したように太陽・陽明・少陽という順番の記載がありますが，太陽＝表証・陽明＝裏証で少陽＝半表半裏なのです．当然ながら，太陽-少陽-陽明という伝変もありそうじゃないですか，そして教科書でも「ある」としています．そんなわけの分からない与太にとりあえずはまともに取り合うべきではない．というのが私の基本的スタンスであることをご理解ください．）

　このテーマで1冊本が書けるでしょう（私にはその能力ないですよ）．また現代の日本で，チフスだかコレラだかが疑われる患者に，漢方薬だけで立ち向かう方もいないだろうし，私にもそんな蛮勇はありません．

　小柴胡湯は20年以上前ですが，慢性肝炎の治療薬として頻用され，漢方エキス製剤売り上げダントツ No.1 の地位を占めていたといいます．ただし，「重篤な副作用，間質性肺炎」が報道され，死亡例もあったとかで，今では売り上げランクが相当低位です．

　小柴胡湯が慢性肝炎治療薬として不適切な側面を持っていることはわが前著『オモシロ漢方活用術』（中外医学社）にも書いています．その論拠として，副作用報道が出る以前に出版された『中医処

方解説』（医歯薬出版，1982年）という本が小柴胡湯の説明として
「非常に燥性の強い薬物の分量に比して（中略）滋潤性の薬物が少な
い（中略・長期使用すると）陰虚を引き起こす可能性があり（中略）
慢性疾患への使用は慎重を要する」としているところを引用しまし
た．間質性肺炎というのは「肺の陰虚証の典型」と捉えられそうな
病態です．副作用報道がなされるかなり前に出版された本に，それ
を予言するような記載があったことは「慢性肝炎だから小柴胡湯」
という短絡の危険性を証明しているように感じます．

　ただし「慢性肝炎だから小柴胡湯」というのには同意できません
が，絶対ダメというのにも同意しかねるのです．つまりは「燥性の
強い」生薬というのは，見方を変えると湿性の邪気に対応する力が
強い性質を持っているのです．使った方が好ましいケースもあると
考えています（内科で診療している同業の友人から当時「でも確か
に小柴胡湯使うと良くなるんだよな」という経験談を聞きました）．

　私自身で煎じ薬に柴胡を配合する場合，芍薬を同時に用いること
が多いです．これは最初に手ほどきをしてくれた中医師達の習慣に
影響されていることですが，柴胡の燥性を芍薬で緩和する意義があ
ることだと小柴胡湯の副作用報道以後考えるようになりました．

　「慢性肝炎」に小柴胡湯を1st choiceでおすすめする気には当然な
らないところですが，湿邪の関与も想定される慢性肝炎には呼吸器
症状に注意しながら用いるのも否定できませんし，非細菌性感染
症（つまり確実な治療手段が現代医学的にも乏しい）や発熱性疾患
で，寒熱往来（寒気と熱感が交互に来る時期）や胸脇苦満が見られ
るケースには積極的に考えたい方剤です．

　傷寒論という書物は，中国は後漢の時代に張仲景の著書として成
立したことになっています．はっきり言って，張仲景という人物が
実在したか否かも今ではわかりません．私は傷寒論の素晴らしさを
否定するものではないです．おそらく，本書冒頭に引用した我が親
愛なる相方 佐藤純一先生が想像したような「トーナメント」を勝ち

抜いた処方を紹介し，それらを統一した理論でまとめようとした書物なのだろうと思います．そういう意味で画期的な書物であることは（後世の人間がまとめたものであるにせよ），その価値をいささかも減じるものでないとは思います．しかし，令和の時代に臨床やろうとする諸賢がまず第一番に研究するべき本ではないと私は思います．

　私は今でも小柴胡湯（および類方の小柴胡湯加桔梗石膏とか柴朴湯とか）を結構処方しますけど，少なくとも短期間の処方にとどめていますし，傷寒論的，つまり六経弁証的な太陽・陽明・小陽といった考え方なしでそれなりに活用できていることを申し上げたいと思います．

　ここに紹介する方剤以外にも「柴胡剤」と呼べるものがいくつかエキス製剤化されていますが，他項で解説したものや，私自身で処方経験の乏しいものについては省略させて頂きました．

しょうさいことう
小柴胡湯：疎肝解鬱・化痰止嘔・補気健脾・和解半表半裏

　とりあえず，本方の解説をさらりとやりますと，胸脇苦満（脇のあたりが苦しい感覚．日本の漢方専門家の意見としては，腹診をしたときの他覚的所見といいますし，普通の中国人医師は，患者の自覚所見という人が多い印象）や，寒熱往来（寒気と熱感が交互に自覚される）ような所見がみられるときの，感冒が治りかけの時期に短期間使うべき方剤だと思っています．柴胡剤の項冒頭の拙文をご参照下さい．

しょうさいことうかききょうせっこう
小柴胡湯加桔梗石膏：和解半表半裏・清熱利咽

　小柴胡湯に清熱薬の石膏と咽痛によく効く桔梗を配合したもの．当然ながら熱証があり，咽を痛がるケースに考慮したい方剤です．私自身，咽が痛い感冒の時に，葛根湯や小青竜湯などと同用することが多いエキス製剤です．

柴胡加竜骨牡蠣湯：清熱安神・疎肝解鬱

　小柴胡湯の甘草を抜き，桂皮，竜骨，牡蠣を加えトランキライザー的性格を強めたものと考えると良いでしょう．ツムラ社のエキスには大黄が入っていませんが，他社の製品には入っています．便通の状態によりエキスメーカーを指定した方がよい方剤といえましょう．原典には大黄が入っています．さらに鉛丹（主成分が鉛の化合物です）などという恐ろしげなものも配合されていたそうですが，当然ながら現代のエキス製剤には配合されていません．

柴胡桂枝乾姜湯：和解半表半裏・疎肝解鬱・安神

　柴胡を含有し，疎肝解鬱の効能が期待でき，栝楼根の潤燥化痰作用，牡蠣の安神作用を考え応用すべき方剤です．

柴朴湯：疎肝解鬱・和胃止嘔・袪痰止咳

　小柴胡湯に半夏厚朴湯を合方したものです．ですからもちろん効能に「和解半表半裏」という語句を入れても良いのですが，煩雑なのでこの程度で．『04　教科書的四診合参』で，培土生金[*2]とか木乗土というフレーズを紹介し「気管支喘息に柴朴湯を使うのはその実践編」なんて書きました．ここで説明いたしますと，小柴胡湯で疎肝解鬱（精神的ストレスを緩和し＝肝・木の高ぶりを抑制し）脾・土（消化吸収系）を克している（抑制的に影響している）状況の解消を目指す．そして肺・金を生むもの（p.17の図3でいうと，E1が肺，E2が脾です）と認識される脾機能を健常化させ，もって肺機能を改善する（これを称して「培土生金法」）という仮説です．まあ，与太と言われることは覚悟の上ですが，実際に漢方処方を考える時

＊2：五行と五臓の関係を復習します．木（肝）→火（心）→土（脾）→金（肺）→水（腎）（p.16），たとえば「木乗土」というのは，木＝肝が土＝脾（消化吸収系）を抑制している状態という認識です．

は，割とマジメにこんなことを考えていることは白状いたします．

柴苓湯：疎肝解鬱・和胃止嘔・利水止瀉
（さいれいとう）

　小柴胡湯に五苓散を合方したものです．小柴胡湯が使いたくなる症状で，かつ水はけの悪い症状も併存するとき，利水の効能が加味された本方を考えましょう．小柴胡湯自体もそうですし，本方で合方された五苓散，前項で説明した半夏厚朴湯も湿性の邪気に対応するもので，乾燥性の副作用に注意しましょう．

大柴胡湯：疎肝解鬱・理気止嘔・清熱瀉下
（だいさいことう）

　傷寒論的な表現でいうと，小陽陽明合病を治療するもの．方剤でいえば「小柴胡湯と承気湯の中間」的な組成といえるでしょう．疎肝解鬱，理気，清熱という目的で，慢性疾患に応用するなら，陰血を補う効果が期待できる芍薬の配合があるので，小柴胡湯より安全という感覚を持っています．冒頭で述べたように，陽明病の治療薬的な側面を有するのですから，原典において承気湯類的に大黄が配合されているのは当然といえますが，現代において慢性疾患に応用するとすれば，便秘症状の有無で次項に述べる大柴胡湯去大黄と使い分けるべきだと思えます．

大柴胡湯去大黄：疎肝解鬱・理気止嘔
（だいさいことうきょだいおう）

　前項の大柴胡湯から，瀉下薬である大黄を抜いたものです．原典である傷寒論の文脈では，大黄が入っていないと本来の「大柴胡湯」とは呼べないように感じますが，現代の実臨床に応用することを考えると，むしろ本方を基本にして，便秘症状がある場合，本来の大柴胡湯を用いるというスタンスの方が実際的かなと思えます．

四逆散（しぎゃくさん）：疎肝解鬱・理気止痛

「肝気鬱結・肝脾不和」に対応する基本処方と考えています．伸びやかであるのが正常とされる肝の気がいじけた状況（＝肝気鬱結）に用いる方剤です．具体的には憂鬱，情緒不安定，イライラ，胸脇苦満（胸脇部の脹って痛む感覚），腹のはりなどに応用できましょう．私的にはエキスとして本方自体の処方体験は少ないのですが，煎じ薬を処方するときに強く意識する方剤の一つであります（つまりこれが，柴胡と芍薬を同用する我が師匠連の発想なのだと思います）．

加味逍遙散（かみしょうようさん）：疎肝解鬱・清熱涼血・活血調経

逍遙散（これはエキス製剤ありません）という疎肝解鬱の方剤に，清熱涼血の効能を持つ牡丹皮と山梔子を加えたもの．

肝は五行で言うと「木」でしたね．「肝の気は四方八方に伸びる樹木のように伸びやかに広がるのが正常」という理論（本書冒頭の言い方だと与太）がありまして，その伸びやかさがいじけている状態を肝気鬱結（肝鬱）と言うのです．それを治療するのが疎肝解鬱の方法ということです．具体的には，イライラ・憂鬱・易怒などの精神症状，また女性では月経困難・PMS・更年期障碍などと関連します．その逍遙散に，清熱涼血薬を加えたものですから，のぼせ・ほてり（上熱下寒のこともある）などの症状があれば，加味逍遙散の方がよかろうということになります．

本方と当帰芍薬散，そして桂枝茯苓丸を加えた3方は婦人科御用達ですねえ．ちなみに逍遙散と抑肝散は従兄弟みたいな方剤です．ここでは詳述しませんが抑肝散（および加陳皮半夏）も柴胡剤ですからね．

麻黄剤

　もちろん成分として麻黄を含有している方剤の総称です．私の頻
用処方である葛根湯や小青竜湯などは『07　「神田橋処方」の運用』
で説明しましたからここでは省略します．麻黄はご存じかもしれま
せんがエフェドリンの起源植物ですから，気管支拡張作用などが西
洋医学的にもきちんと説明しやすい生薬ですね．

　前作にも書いたネタなので，二番煎じ感は否めませんが，麻黄
湯・麻杏甘石湯・麻杏薏甘湯の3方は各々4味の生薬で構成される
のですが，そのうち3味は共通で，1味だけ異なる生薬で構成され
た方剤ですけど，適応症はかなり違うというのは，漢方方剤構成の
妙という気がします．二番煎じお許しください．

麻黄湯：辛温解表・止咳平喘
（まおうとう）

　麻黄・杏仁・桂皮・甘草の組み合わせです．

　傷寒論の「太陽病傷寒」を治療するものとされる方剤です．傷寒
というのは現代中国語辞典で引くと「チフス」としていますが，コ
レラだかマラリアだか，得体が知れないウイルス感染症だか分かる
はずもありませんよね．要するに急性感染症で重篤な経過を取り得
るものをそう呼んだのでしょう（カミュの『ペスト』は確かにペスト
でしょうが＊3，ペスト菌発見以前のいわゆる「ペスト文学」で扱われ
た感染症は狭義のペストであるかどうか，疑問に思ってはいます．
傷寒論にいう傷寒はペストかもしれませんよね？）．現代にそんな
細菌感染症を診断したら，抗生剤による治療を考えるべきでしょ

＊3：たとえば「ロビンソン・クルーソー」で有名なデフォーにも「ペスト」という
作品があります．当然，デフォーの時代には，細菌学の認識はありませんから，彼の「ペ
スト」は，今でいう「ペスト」ではない可能性がありますね．

う．現代的には悪寒戦慄を伴うインフルエンザのような疾患に応用するのがトレンドの方剤でしょう．ただ，私見ではそんな場合に本方より葛根湯のほうが無難な印象を持っています．『07「神田橋処方」の運用』の葛根湯の段（p.104）で紹介した落語ですが，あれを麻黄湯でやったら「付き添いの人」に服用させるのは問題が多いという感覚です．

本方，確かに，悪寒・発熱・無汗・浮脈といった症候が出そろったとき，葛根湯より鋭い切れ味がある方剤だとは思えますが，まあ，葛根湯の方が「辛温解表剤」として穏やかで安全性は高いと思えます．

なお，本方を処方する場合，処方箋には麻黄湯と書かねばなりませんが，記憶の方便としては「麻杏甘桂湯」としておくと，後述する麻杏薏甘湯と麻杏甘石湯とまとめて理解するのに便利だと思います．要するに麻黄の発汗促進作用を強調したのが桂皮と同用した本方で，利水消腫鎮痛作用を引き出すのが薏苡仁の配合．そして肺熱を清しつつ，宣肺平喘作用を強調するのが石膏と同用する麻杏甘石湯や五虎湯とご理解いただけばよろしいと思います．

麻杏薏甘湯：祛風化湿
<ruby>麻杏薏甘湯<rt>まきょうよくかんとう</rt></ruby>

麻黄・杏仁・薏苡仁・甘草の組み合わせです．

麻黄湯を基準に考えると，麻黄湯から桂皮を抜いて薏苡仁を入れたと考えられます．エフェドリンの利水や止痛作用を強調するために，薏苡仁を配合したものと考えましょう．これらの方剤はまとめて学ぶのが効率的と思いますよ．

参考のため，薏苡仁湯：祛風湿・通陽利水も書いておきましょう．薏苡仁と蒼朮で水はけを良くし（利水・祛風湿），麻黄・桂皮で宣肺・温陽し利水を助け，当帰・芍薬で補血し（筋肉に栄養を与え）甘草で諸薬を調和する……．という感覚の方剤なのでしょう．方意は麻杏薏甘湯に似ていますが，補血の成分が入っているところが使い分

けのポイントでしょう．両方の使い分けに関して「近似するが本方（薏苡仁湯）の方がより慢性的」云々と表現している成書もあります．慢性化と血虚症候というのは，かなりオーバーラップするところだと思います，読者諸賢には，どちらの認識でもかまいませんと申し上げたく存じます．

麻杏甘石湯：清肺泄熱・止咳平喘
<small>まきょうかんせきとう</small>

麻黄・杏仁・甘草・石膏の組み合わせです．

麻黄湯の桂皮を抜き，清熱の石膏を加えたものです．肺熱証の喘息・咳嗽に用いる方剤ですね．麻黄湯の項もご参照ください．呼吸器症状にエフェドリンを用いるのは，西洋医学的にもわかりやすいと思います．エフェドリンの起源植物である麻黄の体を温める作用を清熱薬の石膏でキャンセルする配合と理解してください．

逆に，こういう方剤があることをふまえて麻黄湯を見ると，桂皮も麻黄もともに温性の生薬で，両者の協力で体を温める力を強化し，発汗を促進し，邪気を追い出す目的（辛温解表）で作られたという方意が分かりやすいと思えませんか？

五虎湯：清肺泄熱・止咳平喘・利水
<small>ごことう</small>

麻杏甘石湯に加え，さらに肺熱に対応する生薬，桑白皮が配合されたものです．大体麻杏甘石湯と同じようなものという認識で良いでしょう．

前方と本方，ほとんど同じものと言って良いでしょう．加味された桑白皮は肺熱を清す作用に加え，利水作用もあるとされることをふまえ考えましょう．

麻黄附子細辛湯：助陽解表
<small>まおうぶしさいしんとう</small>

傷寒論の少陰病を述べたところに出てくる方剤です．傷寒論が苦手な私でも，時々は処方することもあります．ごくくだいて言

えば「冷え性の感冒薬」という感覚で応用すべき方剤と考えています．冷え性で水様鼻汁が著しい花粉症のような病態に考慮したいところです．本方と桂枝湯を合方すると水様鼻汁が収まりにくい冷え性の花粉症などによろしいとは，新見政則先生の御著書から学びました．確かにそんな方はいらっしゃいます．ご参考までに（新見先生の合方は，本方の"とんがった"性質がマイルドになる感覚ですね）．

越婢加朮湯：宣肺利水

この名前の方剤があるということは「越婢湯」という方剤もあるということです．朮を加えた本方のみ保険適用のエキス剤になっています．エフェドリンの起源植物である麻黄が入っているから，中医学的効能の「宣肺」というのは理解できましょう．宣肺すると利水の助けになるというのを「ヤカンや急須のふたの穴」に例えて説明すると妙に納得してもらえることを経験します．もっともエフェドリンの強心作用あたりから説明するのが本寸法でしょうが，エキスメーカーのいうとおり「むくみがちで小便不利のあるものの，鎮痛・利尿」という時に選択枝たり得ます．

神秘湯：止咳平喘，疎肝解鬱，理気化痰

麻黄・杏仁と鎮咳・気管支拡張作用が明確な配合に加え，柴胡や蘇葉といった疎肝解鬱（自律神経系の調整やトランキライザー的作用）の生薬が配合されている方剤です．精神的ストレスで悪化する喘息などに考えてください．

上腹部不快感に対応する方剤

　なんとも節操のない項目名だと思いますが，こういう立項の方が実際的かなと考えました．例えば清熱薬のかたまりとみえる黄連解毒湯に胃炎の適応症があり，逆におなかを温めて諸症状を緩和しようという安中散に慢性胃炎の適応症がある，といったことが漢方嫌いを増やしているように思えますので，あえてこういうくくり方をしてみました．

　保険請求するにあたっては，各々のエキス製剤の適応症に敏感であるべきということは釈迦に説法でしょうが，本項で述べるような考え方をしたほうがフレキシブルな臨床に意義があろうかと自負しております．お付き合い下さい．

<ruby>安中散<rt>あんちゅうさん</rt></ruby>：温中散寒・止痛・止嘔

　柴胡剤といったように主薬を挙げて立項するなら，本方は「延胡索剤」としたいような方剤です．

　多くの本に「制酸」という薬効が記載されていますが，それは牡蠣に期待されるところでしょう．ただ牡蠣を煎じて用いるとき，その薬能はあまり期待できそうもありません．もしその薬効を期待するなら，牡蠣を細末にして散剤として服用すべきと考えています（安中 "散" であるゆえん）．古典的胃散に重曹が配合されているのと同じ意味ですね．

　方中の延胡索は鎮痛剤としてかなり頼りになる生薬です．「活血行気止痛」の効果が記載されていますが，エキス製剤にはこれにしか配合されていない生薬です．実は私，延胡索の配合があるが故に本方を頻用する医者であります．安中散好みというよりは延胡索好みなんでしょうね，本書別項では生薬の延胡索を粉末にして痛み止めという意識で他の方剤と同用することを述べています（p.164）．

エキスメーカーのパンフレットに月経痛に対する薬効が書かれていないのが不思議ですが，よく効くと感じています．もちろん胃炎にも効果的ですが，より広く「冷えると悪化する腹部の疼痛に有効・逆から言えば，基本的に温めることをベースに腹部の痛みを緩和する方剤」と認識することで，応用できる方剤です．ということは，熱性の邪気により悪化する腹部症状にはやめておいた方が無難ということです．

黄連解毒湯：清熱瀉火・解毒・化湿

もともと本方に「胃薬」としての認識は乏しかったのですが，ほとんど没にした「網羅的エキス解説」を執筆していたとき，本方に「胃炎」という保険適用病名があることに気づいた次第．前項の安中散と対比する意味で紹介します．

本方は清熱の効能をもった四味により構成される「清熱剤の基本」と考えましょう．有名な説明（与太）を紹介すると「黄芩で上焦の，黄連で中焦の，黄柏で下焦の火を瀉し，山梔子で三焦の火を通瀉する……」というのですが，要するに「体の各所に効く清熱剤（熱性の邪気による症状を緩和する生薬）を寄せ集めたもの」という認識でよろしいかと思います．基本ですから多くの方剤に組み込まれています．例えば『07 「神田橋処方」の運用』で紹介した温清飲およびそれから派生する方剤です．熱証の顔面紅潮，充血，熱感，いらいら，のぼせ，ほてりといった徴候がみられる場合に用いてみましょう．同様の徴候に便秘を伴う場合，三黄瀉心湯に置き換えるといいと思います．三黄瀉心湯には「胃炎」という保険適応病名はありませんが，黄連解毒湯とほぼ同様の効能も期待できます．

黄連解毒湯を胃薬として応用するときは前段で述べた随伴症状を参考に考慮すべきです．「冷えると悪化する腹部症状」には使わない方が良いですよ．

平胃散：理気化湿・和胃

適応症を四字熟語で示すと「湿困脾胃」何となく「湿性の発症因子が消化器系に悪さしている」感覚をご理解ください．舌苔がネチョっと厚い方におすすめ．逆に舌苔がほとんどない，あるいは裂紋があるようなケースには注意が必要だと思います．

胃苓湯：理気化湿・利水止瀉

平胃散と五苓散を合わせたものです．つまり「胃の調子が悪く（平胃散の適応），水分代謝の不調（五苓散の適応）がある」ようなケースに使いやすい方剤と言えます．

半夏厚朴湯：理気降逆・化痰散結

有名な「梅核気（咽喉異常感症・ノドに何かが引っかかった感覚）」に用いると効果的でありましょう．紫蘇の葉や生姜が入っているから，さっぱりした感覚の薬です．ただし「痰湿」という湿性の病理に対応するものなので，潤いの乏しい（陰虚）には慎重に用いてください．言葉を換えると，舌苔がネチョっと厚い方におすすめで，舌苔がほとんどない症例には注意しましょう．

半夏瀉心湯：和胃降逆・調和脾胃

胃に熱があり，消化器の不調症状に対応する方剤とされます．本方も陰虚証には注意が必要です．具体的に言えば，舌診で厚めの黄色いネチョッとした舌苔があるようなケースにお勧めです．逆に言うと，舌苔がほとんどなくつるりとした舌の持ち主には注意が必要です．前作で通訳スタッフがいない時間に来院された中国人患者で，口臭が妙に酸っぱい感じだったケースに，本方や次段に記す黄連湯が著効したケースを書きました．

黄連湯：和胃降逆・調和脾胃

　半夏瀉心湯と似たような処方です．半夏瀉心湯の黄芩を桂枝（エキスでは桂皮）に変え「散寒止痛」の効能を……と説明する成書もありますが胃熱をとる黄連の量は増えているのだから「似たようなもの」という認識でいいのではと考えています．また，黄連と桂皮の組み合わせは「安神・交通心腎の効能を持つ交泰丸」であり，その加味方とみることも可能でしょう．いわばトランキライザー的効能を有しているともみられ，ストレスで悪化する消化器症状に有効な選択肢でしょう．

啓脾湯：補気健脾・理気化湿・止瀉

　四君子湯＋山薬，沢瀉，陳皮，連肉，山査子とご理解あれ．エキス製剤としては連肉，山査子の配合が珍しく，止瀉作用が期待される方剤です．

香蘇散：理気解表・和胃止嘔

　「解表」という効能が言われています．つまり感冒症候に応用可能というニュアンスですが，その力はごく弱く「ちょっとカゼっぽい」程度のとき穏やかな効果を期待する……という感覚ですね．それよりも私は，理気（おなかが張ったり気がふさいだりを解消する）・和胃（胃の不調を調整する）・止嘔といった目的で用いることが多い方剤です．

四君子湯：補気健脾

　気虚証に対する基本処方と認識ください．気虚（元気の不足）と脾虚（消化吸収系の機能不全）とは卵とニワトリみたいな関係と言えましょう．また消化吸収系の不調は水分代謝の失調を伴いやすいので健脾利湿の薬味を配合してあると理解しましょう．これに陳皮と半夏を加えたのが六君子湯であり，四物湯と合方し（八珍湯・こ

れは健保適用のエキス製剤にはありませんよ）さらに桂皮と黄耆を
加えたのが十全大補湯であります（大棗と生姜は抜けますけどね）.

六君子湯：補気健脾・理気化痰

　四君子湯＋陳皮・半夏（≒二陳湯）です. 皆さまの学習効率高揚
のために，複雑な方剤を単純・基本的な方剤に分解して理解するよ
うにされることを強くおすすめします. なお日本で四君子湯より本
方の方が売れ筋という現実があるそうですが，多くの識者は「日本
は高温多湿であるから」と述べています（逆に本方を投与して乾燥
性の副作用を感じたら，四君子湯に戻す選択肢も考えてみる価値は
ありましょう）

　少なくとも私は……というか私が師事した師匠達は，基本的な方
剤を核にして，それに目の前の患者に合わせて加減したオリジナル
処方を作ってきたわけです. 上述の学習法をおすすめするゆえんで
ございます.

茯苓飲：理気化痰・和胃降逆・健脾益気

　四君子湯と何が違うの？　と思われるかもしれないが，理気の力
（くだいて言えば「おなかの張りを解消する力」かな？）がより強い
印象のある方剤.

茯苓飲合半夏厚朴湯：理気解鬱・和胃降逆・健脾益気・化痰利水

　茯苓飲＋半夏厚朴湯です. 茯苓飲をベースに考えると，それに「痰
飲による梅核気」を治療する半夏厚朴湯を合方したと考えることが
出来ようし，逆に言うと「梅核気の治療で半夏厚朴湯を用いている
ケースに，ちょっと補気の効能を加えたい」ときに考慮したい方剤
ですね.

漢方方剤のネーミング

　表題について，簡単にまとめておきましょう．まずは方剤名の最後の字（漢字1文字は英語で言えば1つの単語に相当します）による分類から．

　保険収載されているエキス製剤でいうと，「○○湯」「○○散」「○○丸」「○○飲」というのがみられます．このほかに「○○一方」というのが2種ありますが，これは日本で創始された方剤で「○○専門処方」というほどの意味でしょう．本項では中国由来のネーミングについて述べます．

方剤名の最後の一文字　湯・飲・散・丸について

　さて，中国由来の方剤名には他に「○○丹」「○○煎」「○○珠」などというのもありますが，エキス製剤にはなく少数派ですから小著の守備範囲外とさせて下さい（また「○○丹」というものには，水銀化合物やら硫黄の化合物などを成分としているものもあるという事情もあり，スルーさせていただくところです）．

　「エキス剤でも抑肝散加陳皮半夏なんてのがあるじゃないか」などと意地悪なツッコミ入れないで下さいね，抑肝散という有名方剤にちょっとした加減をしたのを製品名にしただけなのですから，湯・飲・散・丸について述べます．

　まず，一番多そうな「○○湯」ですが，「○○飲」というのもほぼ同じで，decoctionと英訳されることから分かるように，エキス製剤がない場合，生薬を煎じてそのスープを飲む摂取法が必要な剤形を示しているといえます．中国語で湯というのは「スープ」の意味ですからね（中華料理店のメニューを思い出して下さい，スープは○○湯でしょうし，スープに入った麺は「タンメン・湯麺」ですよね）．

　散というのは英訳ではpowderです．本来は生薬を粉末にしたものを直接服用したのでしょう．いちいち煎じる手間がいらない剤形といえましょう．また，生薬を直接服用することに意味があるものもあります．例えば安中散ですが，その「制酸効果」を担うのは粉末にした牡蠣の殻でしょう．エキス製剤になった，つまり一度煎じた液体を顆粒状に加工した製剤に制酸効果を期待するのは疑問です，まあ，煎じた液体は若干アルカリ性に傾くでしょうから，皆無ではないでしょうが，古典的「胃散」に重曹が配合されているような意味で牡蠣は配合されているのでしょうからね．

　丸というのは英訳するとpillもしくはbolusです．生薬の粉末を

携帯の便を考えてか蜜など^{*1}で加工し，錠剤もしくはペースト状にしたものです．

　本来生薬パウダーを直接服用された処方も，それを，煎じてからエキス顆粒や細粒などに加工した場合，○○散料という名になることがあります．料という漢字は「本来は散剤や丸剤とされている方剤を，煎じ薬として使う」ときにつけられる言葉ですが，昭和55年に厚生省から出された通達で「医療用漢方製剤はすべてエキス製剤，つまり構成生薬を煎じたスープを顆粒や細粒などに加工したものに限る」とされたのだそうです．

　例えば消風散という製品と当帰芍薬散料という製品を売っているメーカーがあります．どうしてそうなるか，筆者の知るところではありませんし，諸賢も知る必要もないことと思います．業界最大手のMR氏（彼の会社が出している医療用漢方製剤には○○料という品目はありません）に尋ねたところ「医療用製剤であれば，すべて料に決まっているから，省略可能」なのだそうです．その会社にしても，OTC医薬品では○○料という製品を作っています．トリビアを申しますと，「元来は丸剤であり，料でない医療用漢方製剤が1つだけあり，それは1955年の厚生省通達以前に認可された"ウチダの八味丸M"」^{*2}だそうです．

＊1：「蜜などでペースト状にする」という方法は，現在使用頻度の高いエキス顆粒の服用が苦手な向きにも応用可能です．そんな説明をした，幼いお子さんをお持ちのお母様から「メープルシロップでも良いですか？」と質問されました．もちろんOKです．

＊2：八味地黄丸およびその周辺について補足します．OTC医薬品は別として，医療用漢方製剤で生薬の末をそのまま丸剤にしたのは上述の通り「ウチダの八味丸M」だけなのですが，現在ではクラシエが販売しているそうです（しかし，諸賢がこれを処方したいときは"ウチダの八味丸M"が正式名称だそうです）．さらに，クラシエ社も八味地黄丸を製造販売しており，これには「八味地黄丸料」という商品名がついています．本当にややこしい限り．なお，「ウチダの八味丸M」だけは地黄として「熟地黄」を使っているそうです．他のエキス製剤に使用されている地黄はすべての会社で「干地黄」だということです．この段MR氏からの耳学問であることをお断りします．

　煎じ薬はそれなりの即効性を期待して処方する感覚ですが，丸剤や散剤は長期に連用させたい薬に多いように感じます．流石に昔の人々も，長期間服用する薬剤を毎日煎じるのは面倒だったのでしょうね．

主薬を用いたネーミング

　さて，方剤名最後の漢字については以上の説明で示談にしていただくとして，○○湯やら○○散の○○の部分についてひとくさりいたします．

　まず最も単純にわかりやすい例を挙げます．その方剤の「主薬」に湯とか散とかつけるやりかた．甘草1味しか入ってない甘草湯とか，甘草湯に咽の特効薬的な桔梗を加えたともみえる桔梗湯とかですね．

　前段のようなネーミングは，主薬の薬効がその方剤全体の薬効を象徴していることが多くて，良いネーミングと感じることも多いのですが，単純にそうも言えない例もあるのです．ものすごくマニアックに探さないとなさそうな話と感じられるかも知れませんが，多分我々日本人にとって知名度の最も高い（少なくとも知名度トップ10には入るだろう）葛根湯がそうなのです．一応中医学の教科書にあたりますと，葛根湯は辛温解表剤に分類されるのですが（つまり，体を温め発汗させ寒性の邪気を追い出す方剤），名前の元になった葛根は，体を温めるか冷やすかという観点から分類すると「性涼」とされる生薬であるのです．

　葛根湯を辛温解表薬と認識する中医学教科書にケチをつける気はありません．その証拠に2015年に出版した拙著で，今は亡き父親が，私が仕事を終えて晩酌している時間に「激しい悪寒戦慄」を訴えてきたことがあるのです．そのとき自宅の薬箱にあった「葛根湯加川

芎辛夷エキス」を30分おきくらいに発汗があるまで飲ませ，少なく
とも「激しい悪寒戦慄」は軽減せしめたエピソードを書いたことから
理解されましょう．もちろん，川芎，辛夷はいらない生薬だと思い
ますよ，その時，私の薬箱に麻黄湯があればそれが1st choice，葛
根湯があれば2nd choiceだったでしょう．そしてまた翌日，以前勤
務した老人病院を受診させ，後日「化膿性脊髄炎」と診断していた
だいた経験から，漢方薬で症状は軽快しても，きちんと診断出来る
ことは診断すべしとの教訓も読むべきです．まあ，それはともかく．

作用からの命名法

　さて「○○湯」，「○○散」といった方剤名には，その薬の使用目
標を端的に示したネーミングもあります．例えば冒頭に記した「○
○一方」というのは（治頭瘡一方，治打撲一方，ともに名医を輩出
した香川家の創方だそうです），日本人の先生方の命名法はこの類
が多いようで，エキス製剤から挙げますと，華岡青洲先生の「十味
排毒湯」時代は下って大塚敬節先生の「七物降下湯（御自身の高血
圧およびその随伴症状に対して創方されたものだそうです）」など
がありますね．神田橋先生が私にご提言下さった「清心解傷飲」な
るネーミングもこの系統ですな．
　中国の方剤にもこういう系統のネーミングはありまして，エキス
剤から代表を挙げますと「潤腸湯（大便が硬く乾燥し出しにくい便
秘を解消する）」とか「疎経活血湯（経絡の通りを良くし，瘀血を去
る……，そして鎮痛を図る）」などというものが挙げられましょう．
　実は前段と同じ系統と言えないこともないけれど，ちょっと見に
はわけの分からないネーミングもありますね．例えば「白虎加人参
湯」とか「小青竜湯」など，白虎や青竜という伝説が方剤名に取り入
れられたかということを示したいから，19ページの五行論の表を

呈示したようなところはあるのです．白は五臓でいうと肺に関連し五気でいうと燥となりますね，白虎湯は清熱生津（熱をとり津液＝潤いを生む）の方剤で「肺胃熱盛」を治することになってます．エキスにはないですが方剤名に瀉白散というのがあり，肺の邪を取り除く目的で創方されたものと考えられます．

同名異方・異名同方・注意すべき方剤

　本書冒頭で述べた通り，陰陽五行論などはサイエンスの立場からみたら「与太」というしかないかも知れませんが，昔，陰陽五行論をふまえた中国人医師が創方し，彼らによって名付けられた漢方方剤が今も製造販売されていることを考えると，ちょっとさらっておくのも悪くはないように思っています．

　それから，方剤の名前と組成は一対一に対応しているものではないことにもご注意申し上げましょう．医療用製剤になっているもので最も組成が異なるのは「竜胆瀉肝湯」です．ツムラ社のものとコタロー社のものは意識して使い分けて下さい．

　竜胆瀉肝湯という名称は「竜胆（リンドウの根）を主薬とし，肝の熱を瀉する」目的で作られた方剤というニュアンスです．手元にある「簡明方剤辞典」（簡明とはいえ，厚さ5cmは超える中国語の本です）という書物によりますと，竜胆瀉肝湯という名称で，少なくとも6つの同名異方に言及があります．

　また逆に異名同方ということもあります，たとえば瀉白散というのは瀉肺散と記されることもあります．日本の医療用製剤では，人参湯という方剤があり附子理中湯という方剤もありますが人参湯＝理中湯と考えていただいて結構です．

神田橋処方を煎じ薬にしてみませんか？

――「條心治傷飲」の提言

　本書の企画は，神田橋條治先生から「PTSD のフラッシュバックに対応する処方を創始してくれないか」という提言をいただきスタートしました．

　私としては新しい組成の漢方方剤を提示したところで，それを臨床的に用いてくれそうな読者がイメージしにくかったもので，本書の『07 「神田橋処方」の運用』の解説で，神田橋先生の要請にお応えしたつもりでした．また「新しい煎じ薬」を提唱できるほどの技量も経験も自らには乏しいという意識も，新処方の呈示をためらわせた要因ですし，それ以上に，構成生薬の割合まで固定したものを呈示してもあまり意味がないとも考えもしました．

　しかし神田橋先生にご寄稿いただいた推薦文（p.211）に，再度「煎じ薬」でとのお言葉がありました．「私が神田橋処方をベースに

煎じ薬を処方するときの考え方」なら文章にしてもいいかなと思い直し，本項にとりかかる次第です．

　また「エキス剤による神田橋処方で有効な手応えを感じた症例の微調整」が，煎じ薬を処方する初心者には格好の相手と思えることも大きな理由です．煎じ薬処方のハードルが高いのは，構成生薬の基本骨格を決める困難さもあろうかと思いますが，基本骨格はすでに示されている，つまりエキス製剤で四物湯＋桂枝湯加味方の有効性がある程度確認できている症例を対象にしているわけですからね．

神田橋処方の基本

　というわけで，所謂神田橋処方が有効であることを前提に考えます．基本である四物湯＋桂枝加芍薬湯を構成する生薬の量（エキス製剤）を以下に記します．

桂皮4，芍薬9，地黄3，川芎3，当帰3，大棗4，甘草2，生姜1

（単位g）

　神田橋先生も山田宗良先生の「芍薬[*1]を増やすと効き目が強まる」という経験を紹介されています．私も同感で15〜20gくらい（私の師匠筋にあたる中医師にはもっと多量に出す人もいましたよ）は使っても良いのではと感じています．芍薬を減量したほうがいい場合は想定しにくいので，とりあえず9〜20gくらいを目安に用いたいですね．ちなみに煎じ薬処方の本当の初心者は，エキス製剤の量

＊1：本書では「芍薬」と表記していますが，白芍と赤芍を区別して処方するのが中医学の習慣です．私自身，本方を出す時は「白芍」を指定するのが常です．

から始めて少しずつ増量という態度が安全と思います．

　また，桂皮も「気の上衝を治す」配合と考えられ，抜けないところです．この2味がなければ肉抜きのすき焼きみたいな印象ですね．気の上衝とは96ページに書いた奔豚気 (running pig sensation) のように下から突き上がるような不快感が典型です．それが強ければ増量を考えましょう．反対に「体を温める」効果もあるので，熱感が強いときは減量することも考えるべきでしょう．

　さて大棗，甘草，生姜ですが，サブと言えばサブの生薬と思いますが，和食の味付けに昆布だし・鰹節・醤油が欠かせないみたいな雰囲気で抜きがたいところです．ただし，近年，甘草の副作用に敏感な方が多いですので，それを気にされる患者さんには，まず甘草抜きで処方するのを定番にしています．後日ごく少量の甘草を加えることで，甘草が持つ「諸薬を調和する」効能が実感しやすいと思いますし，そういう微妙な加減が出来ることが煎じ薬の存在意義と感じています．甘草だけ別の包みにしてもらい患者さんご自身の判断で入れたり入れなかったり……先ほど，昆布だし云々の例を申しましたが，それなりに重要だが，キモではないといった雰囲気．とはいえ，読者が本項を参考に処方することをふまえれば，一応個々の生薬に対する言及は必要でしょうね．以下，生薬ごとに効能を記載します．

大棗
たいそう

　まあ，要するにナツメのドライフルーツですから，あまり悪さをする可能性は考えにくいところです．中薬学書によればその効能は①健脾和胃，②養営安神，③緩和薬性とありまして「こんな場合は抜いた方が……」という提言がしにくい生薬ではあります．

　先述した効能の①に健脾和胃（胃腸の調子を整える）ということもあり，これは成書に記載してあることで「悪さしにくい生薬」という認識の下に「おなかの具合が悪い」と訴える患者さんに増量し

てみるという「無難な選択肢」たりえる生薬と言えましょう（本道か
らは外れる提言ですが，「訴えたことに丁寧に反応する医療者の態
度を示しうる」精神療法的効果を期待するのも臨床では大切と思い
ます．実際に健脾和胃してくれる可能性もあるのですから）．

生姜
〔しょうきょう〕

　基本的に「おなかや体を温め，消化管を活性化する効能」と書け
ば，漢方超初心者の読者も「寒い日に生姜の効いたスープでも飲め
ば温まる」体験がおありでしょうから，納得しやすい効能だと思い
ます．

　でもねえ，ちょいと問題は複雑なんです．中医学業界でいう生姜
は八百屋やスーパーで買える生のショウガであるのですが，日本漢
方の指導者達が生姜と書くとき，それは当然ながら生薬問屋が扱
う乾燥したショウガでありまして，中医学では乾姜とされるもので
す．乾姜は中薬学書では「性味：大辛・大熱」という恐ろしげな表
現がされるものですが，さほどのものではないと思えます．

　前項で述べた大棗の扱いのように（当然ながらそれを「やりたい」
患者さんに対して……ですが）乾燥ショウガと生のショウガの使い
分けを試して見るのも無難かつ興味深いことではないかと思いま
す．やったところで危険性は薄いだろうというニュアンスです．ま
あ，何十年も医者をやってきて，当然ながら生姜（中国的には乾
姜）入りのエキスを処方し続け，さほど「熱性の副作用の訴え」の経
験はありませんし，自身でそんなエキス製剤を服用するより，生の
ショウガが効いたスープの方がむしろ温感が強いという経験をふま
えれば，さほど倫理にもとることでもないと思います．

甘草
〔かんぞう〕

　近年，医療業界の情報が一般の方々にもかなり伝わっている状況
をふまえれば，甘草の副作用「電解質異常・偽アルドステロン症」

ということに敏感な方が多いのは当然でしょう．まあ，2～3gなら
さほど気にする必要もないと考えていますが，患者さんの不安感を
あおるのも考え物ですから，はじめは別包みにして入れたり抜いた
り出来るように処方するのも一法でしょうね．これをやると甘草の
「諸薬を調和させる」効能が実感しやすいメリットもありましょう．

さて残る地黄，川芎，当帰ですがどれも「血」を補う薬味ですか
ら，使えるものなら使っておいた方が無難と考えますが，邪魔に感
じた時「抜ける」選択肢がある煎じ薬のメリットを踏まえれば，以
下のようなことは言えると思います．

地黄

神田橋処方で胃腸障碍を起こす場合，地黄が原因することが多そ
うです．そんな時は抜いてしまうのも選択肢たり得ましょう．我
が中国人の師匠連は縮砂を地黄の副作用止め的な感覚で少量（2～
3g）加える方が多かったです．

エキス剤の地黄は，中薬学でいう生地黄で涼血滋陰作用が強いも
のとされています．補血・補腎の目的で用いるのは加工した熟地黄
であるべきとするのが中医学の常識です．と多くの中医師はおっ
しゃるのですが，両方混ぜて使う先生もあり，話は単純ではありま
せん．そもそも八味地黄丸が記載された張仲景の時代には，熟地黄
に加工することはなかったというのが事実という説もあり，ややこ
しい限りです．

エキス製剤から煎じ薬に切り替える場合には，生地黄か熟地黄か
を使い分け指定する必要が生じますが，元々のエキス製剤が用いて
いるのは，生地黄なのですから生地黄から始めて様子を見てから熟
地黄を試してみるのが無難と思います．ほてり，のぼせといった熱
性の症状が強い症例にも生地黄を積極的に用いたいところです．

川芎
<ruby>川芎<rt>せんきゅう</rt></ruby>

補血の基本方剤といえる四物湯の構成生薬ですが，他の薬味の効能を上にあげる作用があるという仮説があります．フラッシュバックが脳の出来事であることを思うと，抜きがたいものではありますが，いかにも「与太」っぽい話ですから，あまり真に受ける必要もないかと思っています．川芎は活血薬に分類されるもので，補血剤のなかでは「祛瘀生新（古い血＝瘀血があると新しい血が出来にくいので活血薬を配合する）」という効能がもっとも期待されるところと思えます．

であるならば活血薬として川芎にこだわる必要もなく，いろいろ他の活血薬に置き換えてみることもあり得ると思います．例えば便秘傾向にあり，それも「出し始めが硬くて難儀する」といった訴え方をするかたには，桃仁（潤腸通便作用が言われている）などを試すのはいいのではないでしょうか？ もちろん，変えて悪くなったら元に戻す謙虚さを保つことをお勧めしますが．

当帰
<ruby>当帰<rt>とうき</rt></ruby>

まあ，抜かなくていいのでしたら，積極的に抜くことをお勧めしにくい生薬です．ただ，前項で述べた桃仁と似たような作用（潤腸通便）も記述されていますので「煎じ薬を飲み始めて，下痢っぽくなった」と訴えられたら，減量したり抜いてみるのも選択肢です．

とりあえずここでは神田橋処方のキモは桂皮と大量の芍薬で大棗，生姜は入れておいた方が無難，甘草に関してはその副作用を気にする患者さんには，入れないところから始めて，後日少量加えてみる．というところをお勧めしたいと思います．地黄，当帰，に関しては先述した副作用を考えて加減し，川芎は他の活血薬でも代替可能と考えています．

以上を基本として，例えば元気がないなどの気虚的症状があれ

ば，人参や黄耆のような補気薬の加味を考え，気滞の症状があれば香附子，木香などの理気薬の加味を考えて下さい．また，神田橋先生ご自身の処方で96ページの桂枝湯の類方のうち，柴胡桂枝湯を使われている方をご紹介いただくことが多いように思えます．疎肝解鬱の効能を強化したいときには，柴胡の加味も考えたいところです．また，抑肝散がお好みの先生方なら，柴胡と同時に釣藤鈎も加えると抑肝散的な方意も含ませうると考えています……，とやっているときりがないので，『07 「神田橋処方」の運用』などを参考に，皆さん独自の加減を工夫してほしいと思います．加味する各々の生薬の分量については，エキス製剤に配合されている分量や，生薬学の教科書的な書物を参考に，皆さま御自身で考えて下さい．加減するときの基本姿勢は「同時にいろいろなことをやらない・また不快な反応があったらすぐに元に戻す」であるべきでしょう．

條心治傷飲という方剤名の提言

さて最後にこの方剤の名称についての提言をさせてください．神田橋先生は「清心解傷飲―下田」との提言をしてくださいましたが，私は神田橋先生の基本的なアイデアをもとに自分なりの工夫を補足して解説したにすぎません．ここはやはり，神田橋條治先生のお名前を後世に残す意味もあり「條神解傷飲」という名称を提言したいところ……と神田橋先生に申し上げましたら，ちょいと分かりにくいと故障がつきました．

前段，神田橋先生の姓と名の頭文字をとったものであることはわかりますよね．「神」という漢字は確かに中枢神経系の作用の一部も示すことのある漢字ですが，PTSDとは結びつきにくい印象もあります．そこで姓の方はあきらめまして，條心治傷飲とお名前の方だけ頂いたアイデアを示し，ご同意頂けました．

　條という漢字ですが，部首は人偏ではなく木なのです．手元の漢和辞典の説明を写しますと「悠の上の部分と木から成り，木の枝がゆったりと伸びもつれ合っていないことを示す会意」だそうです．五行論的に言えば「伸びやか」なのが「木行（五臓で言えば肝）のあるべき姿であるとされます．肝（木）は條達をこのむ」なのです．

　先生ご自身では，提言しにくかろうアイデアとも思います．私にいくばくかの栄誉をくださろうと思し召すなら「この方剤の命名権者」である栄誉をください．読者諸賢も，この方がいいと思いますよね？

「なるほど，神田橋処方＝條心治傷飲というのは神田橋先生のお名前『條治』を取り入れたいいネーミングですね」とＫさん．
「これが使える病態を簡単にご説明いただけますか？」とＡ君．
「まあ，本来はPTSDのフラッシュバック用の処方なんだろうけど，神田橋先生御自身でも“ボクのいうPTSDはDSMのような診断基準に定義されるものとは違う広い概念”という意味のことをおっしゃっている通りで，私としては『心の傷』一般に広く応用出来るのではないかと思っています」
「わかりました，西洋医学的診断はなんでも“いやな思い出に苦しんでいるような”場合には活用するということでしょうか？」とＡ君．
「いいですねえ，その大和言葉での表現，でも『いやな思い出に苦しんで』いることだけの限定でもなさそうだけどね」
「條心治傷飲にプラスする生薬に関して，先生はエキス剤を使った『07　「神田橋処方」の運用』で十分に語ったから，ここは簡単にというおつもりでしょうが，もう少し復習でも結構ですからお願いします」とＡ君．
「先述しているから気がさすけど，要はイライラするとか火照るとか，熱性の邪気があると想定される場合は黄連などの清熱剤を加味

するということです」

「分量とか書いてくださらないんですか？」とＫさん．

「そうですねえ，初めて煎じ薬を処方しようという場合，本書だけでなく“中薬学・中医方剤学”の教科書的書物くらいは座右においてもらいたいですね，それを参考にして……という感覚です[*2]」

「熱証に清熱薬，というのは分かりましたが，柴胡とか釣藤鈎とかの使い方はどうなんですか？」とＡ君．

「釣藤鈎は風邪，それも体内で起こる“風のごとくうつろいやすい症状＝内風”に対応する生薬です．だから神田橋処方だけでは不安定さがイマイチという時に加味すると良いと思います．それから，釣藤鈎は長く煎じると効果が落ちるとされるから，煎じ終わりのちょっと前に入れる・業界用語で“後下”するように指示しましょう」

「なるほど，162ページに，ティーバッグみたいに処方した方がいい生薬だから，エキス剤のプラスαで使いやすいともお書きになってますものね」とＫさん．

「それから柴胡ですけど“肝気鬱結を治する”ともされる生薬です．ココロ≒情動脳≒肝（木行）と考えると，木の“條達”を助ける効能があるわけだから“條心”を方名に謳うのならば，むしろ入れておいた方が本寸法かも知れませんね．」

　本項，この辺でお開きにいたします．

＊2：この後に「ネットで検索しても良いですけどね……」なんて書こうかなと思ったのですが，自分でネット検索してみると，玉石混淆の情報の洪水を感じました．皆さまが初心者を自認されているなら，やはり信用できる出版社のちゃんとした本を座右に置くべきだとは思います．

証とは臨床的仮説である

　本項では，約20年にわたり治療を継続した症例について述べます．煎じ薬を中心に処方したケースですが，我が医院で指導的に陪席してもらった中医師と討論しながら治療した時期もあります．二十余年にわたる処方の変遷を述べることは不可能ですし，それが目的ではありません．私に「証」というもののあり方を深く考えさせてくれたケースであるが故の紹介です．

症例

患者・受診の経緯

　初診時，73歳の女性．身長150cm程度，体重30kg少々の華奢な体型．

4年前より，不眠，体のほてり，だるさ，「面倒くさい」感覚，体の震えを自覚しており精神科のS病院に通院中でした．通院中の病院とは別の都内某クリニックで焦樹徳先生の診療を受けたところ，焦先生の創方「挹神湯加減」の処方が「やや効果的」であったといいます．

　なお，S病院から眠前にフルニトラゼパム4mg，ニトラゼパム5mg，セレポート*150mg，ビペリデン3mg，トコフェロール3錠，酸化マグネシウム0.5g，センノシド（商品名：プルゼニド）2錠が処方されていました．また私の医院を初診するまで，近所の漢方専門医の診療を受けており，帰脾湯加黄連を処方されましたが効果を実感することはなかったそうです．

「S病院で処方された薬も効果がみられなかったのですか？」とA君．
「睡眠に関しては"飲めば何とか眠れる"程度で，前述の処方に至るまでに，一時期抗うつ薬も使っていたようだけど，副作用がでたり，効果を感じなかったりで，中止になったそうです」
「厳密にうつ病と言って良いのですか？」とKさん．
「DSM的には立派に大うつ病エピソードと言えるとは思いますから，そういっても良いケースだと思います」
「あれ，先生，何か奥歯にものが挟まったような言い方ですねえ」とA君．
「はい．抗うつ薬をうまく使うと，著効する方いらっしゃるじゃないですか．そのようなタイプは，言葉を換えると脳内神経伝達物質（セロトニンとかノルアドレナリンなど）の機能失調症だと考えられる方だと思うのですが，そういう典型的なタイプとは違う方だと思いますよ」

＊：一般名は塩酸ビフェメランというのですが，若い読者はご存じないでしょう．脳循環代謝改善薬として昔頻用されていたものですが，現在使われていない薬です．

治療の概要・考え方

　20年以上にわたる治療経過でありまして，時々における薬の詳細について述べても意味は少なかろうと思いますので，大まかな流れを記します．

　焦先生の「挹神湯加減」という処方が「やや効果的」であったことをふまえれば，それを参考にすべきでありましょう．よって当初は挹神湯の方意，養陰柔肝・潜陽安神といった方針で臨みましたが，効果はあまりなかったようです．

　結論から言えば，エキス剤で言うと黄連解毒湯のような，清熱剤主体の処方にしてから，少しずつ効果を自覚され，睡眠導入剤もかなり減量できるようになったのです．

処方

　最終的には六味丸＋黄連解毒湯加減の煎じ薬，および酸棗仁湯エキス（生薬酸棗仁が保険で使いにくくなったため），眠剤はブロチゾラム 0.25 mg/ 日，ロフラゼプ酸 0.5 mg/ 日ほどに減量できました．

解説

　この症例の第一印象は顔色が悪くよたよたしている華奢な老婦人，でした．そして先述した睡眠導入剤の量を知り「こんな華奢なご老人にそんなに使わないで」とも感じたものです．

　いわゆる「日本漢方」に通じているものではありませんが，虚証・中間証・実証と体力の強弱で患者さんの分類をする日本漢方流にいえば，この症例は初対面時から私が担当医であった二十余年間，ずっと虚証であり続けたと思います．

中医学的に言っても虚証の部分は認められます．例えば焦先生が抑神湯加減を用いられたのは，彼女の病態を「肝腎陰虚・肝陽亢旺」つまり，肝や腎が持つべき潤い（陰）が不足しているから，その陰が抑制すべき陽性のサムシングの押さえが効かなくなり，熱性の症状やイライラ，耳鳴り，不眠，震えといった症状として発現している．と判断されたと考えられます．言葉を換えれば，押さえるべき「陽性から熱性の邪」の存在は想定するものの，そのベースには「陰虚」つまり潤いを与え，過熱を抑制する機能をもつサムシングの不足（虚証）を想定していたということです．

　私の前に本例に対する漢方治療をされていた先生は，帰脾湯＋黄連を処方されたそうです．効果ははっきりとしないと患者さんは評価しておりましたが，気血を補い，黄連で清熱を図るというのは，あり得る選択肢だと感じています．でも，基本的に虚証との認識なんですね．

　本症例を担当し始めたとき，私はまだ40代前半でした．難治で手こずりそうな予感はありましたので，週に1回頼んでいた中医学アドバイザーの中医師が来る日に診察するようにしておりました．当然ながら中医師の皆さんは，（開業以来，週1回中医師に陪席してもらうのを中断したことはありません．本稿執筆時現在六代目です）焦先生と似たような発想されるのです．つまり虚証を補うことをメインに考えるということですね．

　しかし，どうも効果が上がらないので，清熱剤を強化している方針を採り始めました．つまり，黄連解毒湯的な成分を重用していく方針です．それまで補虚をメインに清熱をサブといったニュアンスの処方から清熱メイン，補虚をサブという転換をしました．

　結果，自覚症状は不十分ながら若干改善，睡眠導入剤も先述したように（初対面時のことを考えれば）かなり減量出来たように思えます．

考察・本例から学んだこと

　例えば黄連解毒湯に関して，日本漢方的解説を読むと「体力中等度以上で……」と中間証や実証用の処方である由の解説がされます．逆に言えば「虚証の人には用いるべきでない」とも読めます．また中医学でも「体質虚弱で陰虚の症例に，苦寒の薬物を多用すると，正気を損なう恐れがあるから慎重に……」といった注意がなされるところです．本例は，少なくとも「注意を払いながら慎重に」処方することは禁忌ではないと感じさせられたケースであるのです．

　焦先生の診察は1回きりだったと思います．彼に再診する機会を与えたら，上手く修正していただいた可能性も高くありましょうが，その後，彼女を診察した私やアドバイザーの中医師たちは，あまりに中医学や漢方の教えにとらわれすぎていたというのが我が反省点です．

　本書や前作『オモシロ漢方活用術』（中外医学社）で，私は「証とは臨床的仮説である」と強調しておりますが，これは元を正せば本症例に「帰脾湯加黄連」を処方されていた先生の受け売りなのです．

　もちろん私としては，ガンと一挙に補剤中心から清熱剤中心へと方針転換したわけではありません．例えば，エキス剤で治療していたと仮定すると，それまで六味丸を出していたものを急に黄連解毒湯に変薬するといった乱暴はさすがに出来ませんでした．私が行った処方調整をエキス漢方の制約下という条件で言い換えれば，六味丸と黄連解毒湯が3：1という割合を，徐々に3：2，2：3，……と変えていったという感覚です．

　中医学や漢方医学の教えに敬意を払うべきことは当然だと思います．その教えに従うことで上手くいく確率は高まることは保証できると思います．ただし，（正直言って，EBM絶対論者の意見は嫌いですが）漢方の教えにはEvidenceが乏しいのは事実です．

だから私は漢方的な治療が拠って立つべき証なる概念は「仮説」と言ってきたわけですし，逆にその「仮説性」を説明し，「Evidenceはないけど医師としての良心に基づいて私はあなたの治療を行う，それに異存がなければ」という私の基本的スタンスに共感・同意してくださる患者さんだけを受け入れたい，と考えてはいます（本例はそんな私のスタンスを受容してくださった故，かくも長期間，治療関係が続いたものと思います）.

余談ですが "証概念" について一言

　最近，医療系のネットなどで症例の相談などの投稿において，漢方系の質問やらアドバイスなどがありますよね．そこで，質問者曰く「○○な症状があるのですが，どのような漢方方剤がよいでしょうか？」，偉そうな回答者が「その方の証は？」，質問者「やせて云々で虚証だと思います」，回答者の曰く「では○○湯が良いでしょう」．証っていうのは，そんなものではないと思うのですが……．

　さらに例示すれば，とある漢方メーカーのMR氏が持ってきてくれたパンフレット．症例報告集といった体裁をとっています．そのなかでとある報告（その先生の名誉を毀損しない程度に語句は変えますね）を書いた先生，かなり中医学に造詣が深い方と拝察しました．例えば「脾虚湿盛」といったような中医学マニアが使うような表現をされています．私としては，これで十分「筆者なりの証」を記載したと思うのではありますけれど，そんな先生の文章の終わりに「まとめ」とあり曰く「中間証の症例に○○湯と補剤を併用した症例を報告した」とあるのです．この先生の感覚では，日本の雑誌などに書くときは，体力なんかの強弱で「虚証・中間証・実証」と書かなければいけないと思われていらっしゃるようですね．そんなくだらないことやめましょうよと提言したくはあります．

「先生はやはり日本漢方的な言い方お嫌いなんですね」とＡ君．

「好きじゃないことは認めますけど，それなりに評価しているつもりですよ．たとえば婦人科的な問題の治療を語った，次項『12 エキス漢方から生薬を使う漢方へ』で述べるような，当帰芍薬散，加味逍遙散，桂枝茯苓丸の使い分けなんか，日本漢方的表現でも結構いけているように感じています」

「煎じ薬の変遷は教えてくださらないんですか？」とＫさん．

「はい．それをやってもあまり読者の参考にはならないと思いまして．六味丸的生薬と，黄連解毒湯的な生薬の割合を徐々に変えていった慎重さを感じてほしかっただけですので」

「割合を変えて，その方針を継続するに当たって何を目安にするのですか？」とＡ君．

「患者さんの反応以外にあり得ないじゃないですか．この方，私に多くのことを教えてくれました．36 ページで紹介した実習学生のお相手をお願いしたのもこの方でした．ちょいと気障ですが『患者は医者にとって最高の教師である』という昔の偉い先生の言葉を紹介して，本項を終えたいと思います」

附記

「詳しい解説は要らないから，具体的な処方提示してください」とＡ君に頼まれましたので治療初期にその処方をしたらてきめんに悪化したものと，最終処方を紹介します．詳しい解説はいたしません．虚陽上浮などの中医学用語は御自身でお調べください．

　ではまず，てきめんに悪化した処方から紹介します．中医師の発想で処方したものです．

竜骨 20，牡蠣 20，生地黄 10，熟地黄 10，山茱萸 10，山薬 8，牡丹皮 8，茯苓 15，沢瀉 10，桂皮 4，炮附子 3，川玉金 8，酸棗仁 20，白芍薬 12，丹参 6，炙甘草 6，大黄 4（以上，単位 g）

　西洋薬はセレポート 150 mg，ビペリデン 3 mg，トコフェロール 3 錠，トリアゾラム 0.25 mg，フルニトラゼパム 3 mg，酸化マグネシウム 0.5 g，センノシド（商品名：プルゼニド）1 錠

　八味地黄丸にプラス α したものですね．桂皮だ附子だと温陽のものを配合するとてきめんに悪化するようです．熱感を主訴にしている症例に，かように「温める」生薬を用いるのは問題である，との批判は当然ありましょう．しかし，処方時の発想を弁明いたしますと，虚陽上浮のため上部に熱感を自覚した際にこのような処方をして「引火帰原」をはかるのは，それなりの定番手筋ではあるのです．理屈はともかく，この症例には合わない方法だったことは素直に認めるべき経験で，もちろん次回に大幅に修正いたしました．中国人の中医師に本気で処方させると，こんな量になる実例提示という意識もあり，紹介した次第です．

　さて，最終処方を紹介いたします．

　生地黄 6，玄参 6，麦門冬 6，遠志 8，夜交藤 6，白芍薬 4，知母 5，黄柏 5，牡丹皮 3，山梔子 3，地骨皮 8，焦三仙（各）6，桔梗 3，炙甘草 2，威霊仙 4，杜仲 5

　このほかに，五淋散 3 包，酸棗仁湯 3 包，ブロチゾラム 0.25 mg，ロフラゼブ酸 0.5 mg

　生薬量も日本的ですね．エキス剤も併用しているのは，酸棗仁が保険で使いにくくなったからというのが大きな理由でした．全体的に（エキス剤も含めて）清熱薬の割合が高くなっているところにご注目あれ．

エキス漢方から生薬を使う漢方へ

「先生，本書の読者のほとんどが漢方薬を用い始めるのは，エキス製剤からだと思います．先生みたいに本格的な煎じ薬を活用するようになれるためのステップみたいなものはありませんか？」とA君．
「私自身は，ちょいと漢方医学を真面目に勉強したくなった当時，東洋医学外来というのをやっていた都立豊島病院で研修させてもらったのが本格的なスタートでした」
「当時の豊島病院ってどんな感じだったのですか？」とKさん．
「はい，そのころ東京と北京は友好都市関係にあったそうで，学術的交流の一環として，北京の教授クラスの中医師が指導に来てくれていました．といった事情で，出入りを始めた当初はエキス製剤をちょっとかじっただけの初心者だったのですが，一挙に指導的中医師が指示する処方箋書きという，本格的東洋医学の世界に入っ

ちゃったのですね.」

「エキス漢方から煎じ薬への段階的な移行を経験されていないわけですか？」

「まあ, そうなんですけど, 後年エキス漢方はそこそこやれる後輩にアドバイスしてそれなりに感謝されたネタはありますので, それを語ることにしましょうか」

「なるほど, でも実際の症例をふまえた方が, 読者もわかりやすいと思いますので, なにか症例を提示していただくといいと思いますが」と A 君.

「はいはい. では, ある意味"漢方の得意分野"といえる婦人科領域の症例を提示しながらやりましょう. 実際に提示するのはいわゆるよくある更年期障碍ですが, 更年期障碍だろうが, 若い女性の月経困難だろうが PMS だろうが, 私としては似たような考え方で対応していますから……」

「なるほど, 異病同治, つまり病気は異なっても同じ治療でいけることもある, ということの実例たりうるということですね. ではお願いいたします」

　というわけで, とある更年期障碍の症例提示・その治療戦略を語り, エキス製剤にプラス α で加えやすい生薬の紹介というテーマにおつきあい願いましょう.

更年期障碍と漢方

　漢方を専門と看板にしていますと, 結構婦人科系の問題が持ち込まれるものです. 一般の方々にも「婦人科的問題は漢方の得意分野」という意識があるようで, OTC 医薬品にもたとえば「命の母」とか「実母散」など結構効きそうな婦人科薬がありますね. また更年期

障碍に関して言うと，ホルモン環境の変化に神経系が追いつかず，自律神経症状や精神症状も呈しやすいが故でしょうか，"精神医学系"漢方医の需要が高まっているようです．本項では典型的な一症例をスケッチして，更年期の諸問題へどのように対応するかを述べたいと思います．そこで，煎じ薬まではいかないまでも，エキス製剤プラスαで結構細かい調整ができる感覚も示したいと思います．ここでいう「プラスα」とは若干の単味生薬を加味すること，諸賢の参考になることを希うところです．

症例

受診の経緯，訴え

　初診時"アラフィフ"の女性．だいぶ前からいわゆる更年期症状，例えばホットフラッシュや眩暈などがある．婦人科で桂枝茯苓丸が処方され，やや改善するが，不全感があったといいます．ホルモン治療も試したが性器出血が起こるため継続したくない，不眠症状があるが西洋医学的薬物を用いると副作用で日中眠い，自律神経安定剤トフィソパム（商品名：グランダキシン）を用いるとやはり日中眠くなる．ということで，私の医院を受診されました．

治療の概要・考え方

　問診票から，彼女の訴えを紹介しますと，食後に眠くなる，のどが渇く，手先・足先が火照る，顔が火照る，入眠困難，中途覚醒，熟眠感不足，イライラする気分，首や肩のこり，耳鳴り，めまい，目のかすみ，目や皮膚がかゆいといったことにチェックがありました．
　望診情報としては，身長170cm位で，日本人女性としては体格の良い均整のとれた体型で，時々剣道の竹刀などを携えて来院され

る活動的な方です．舌診では舌質の色調がやや暗めと判断しました（瘀血を示唆する所見とされます）．また，舌苔は薄く白色でした（これにはとりわけての病的意味はないと思えます）

　私，いわゆる日本漢方には疎い者ですが，本例に桂枝茯苓丸を処方した先生のお考えを推測しますに「体力のある実証」だからというところではないかと思います．

　聞診情報として，特記すべき所見はなく，脈診では初診時「やや滑弦*1」と記載があり，さほどの病的意義をこれに求めるべきでもないと考えますが，あえて教科書的に言えば後述する「肝気鬱結（治法として疎肝解鬱）」という問題と矛盾はしないとも考えられます．

　とりあえず，もし全面的にすべての症状に対応しようと考えるならば，単剤での処方ではなく，複数の方剤を合方したいところです．しかし，初回からあまり複雑なことをやると，効果判定が困難になることもあります．その云々を説明し，シンプルな処方から始めるという提案に同意していただけたので，初診時は「気の巡りを整え，熱的な症状を緩和する（中医学用語で言うと「疎肝解鬱・清熱」）」作用がある方剤として加味逍遙散のみを処方しました．

　再診時（第2診），加味逍遙散のみの処方は，若干効果があったものの，いまだ熱感や眩暈の改善が不十分であるとのことです．清熱剤の石膏を加え，眩暈を内風の症状とみて，内風を祛すために釣藤鈎を加えるという意味で，加味逍遙散＋釣藤散としました．）

　考え方のあらましを申しますと，もし，煎じ薬で処方していたならば，第2診では内風対策としての釣藤鈎は入れたかった．さらに，まだ熱感が取り切れていないから，なにか清熱薬を加味したい，口

＊1：滑弦脈：読んで字のごとく，なめらかな滑脈的でもあり，ピンと張った弦にふれているような（鳴っているギターの弦・私の個人的イメージでいうと太い方の弦）印象を兼ね備えた脈ということです．滑脈は水湿の代謝の問題，弦脈は肝気の問題を示唆するとされていますが，本文でも言ったとおり必ずそういった病理と直結するものとは考えていません．

渇があり冷たいものを飲みたくなる感覚もあるというから，石膏でも加味するか，その両方を含んでいるエキス製剤……という意識で釣藤散を選んだということです．

「先生は，以前“自分の更年期に対する処方はほとんど逍遙散加減”とおっしゃっていましたよね」とKさん．
「ということは，ほとんど加味逍遙散を出すということですか？　日本漢方の先生方は“婦人科三大処方”などといい，実証タイプには桂枝茯苓丸，中間からちょっと虚証よりで熱証の強いケースには加味逍遙散，虚証で水毒の関与するものには当帰芍薬散などと言うようですが」とA君．
「私の“逍遙散加減”というのは，逍遙散の柴胡や生姜甘草なんかは要らないだろう，その代わり湿邪（日本漢方風には水毒かな）もあるから沢瀉でも入れて……とやると当帰芍薬散みたいになることもある，ということでして，そういう発想よりはAさんの台詞を意識されるほうが良いと思います．さすがベテラン編集者ですねえ」
「先生流の日本漢方口訣*2解釈にコメントいただけるといいと思うのですが」
「上から目線で偉そうなことを言う趣味はないのですが，たとえば私自身が初学の頃，『妊娠中の諸病に』という当帰芍薬散の大手メーカーのキャッチコピーが許せない感覚はありました．でも，『自分の娘が妊娠しているときに，なにか漢方薬を要求されたら，当帰芍薬散だよな……』という風に考えるようになったのは事実です．妊娠中ってなんとなくむくみっぽくなりやすいですし，ちょいとできるものなら補血してあげたくなりますものね」
「ついでに桂枝茯苓丸についても一言お願いします」

＊2：口訣：一言でいえば「方剤運用のコツ」でしょうね．日本の漢方家はこれを伝統的に重視されるようです．

「桂枝茯苓丸というのは，桂皮・茯苓・芍薬・桃仁・牡丹皮の組み合わせです．桂皮に関しては神田橋処方を解説した『07 「神田橋処方」の運用』をご参照ください．加味逍遙散や当帰芍薬散と違って補益性のある当帰の配合がなく，活血化瘀・潤腸通便作用の強い桃仁の配合があるところでしょうか．私は"体力の強弱"を重視する日本漢方的虚実概念を振り回すのは好みではありませんが，下痢しやすいような方に本方を出すのはためらわれる，結論的に日本漢方の先生方が言う"実証"的な方に処方することが多いのは事実ですね」

　第2診時処方の反応は良く，かなり満足のいくものでありましたが，その後，随伴症状の変動に対し，半夏白朮天麻湯の使用を試みるなどの変遷を経て，最終的には本項執筆時以下の処方に至っています．

処方（本項執筆時現在）

　加味逍遙散3包と半夏白朮天麻湯3包に加えて，紅参末1.5g，さらに釣藤鉤5gを粗末にしてティーバックに調剤させ，お茶のように服用してもらい，良好な反応を得ております．
「分かりました，釣藤鉤の粗末というのは，生薬をこの間いただいた屠蘇散*3程度のザラザラした状態でティーバッグにしたものなんですね」とA君．

＊3：うーん，本文は，編集部とのやりとり無修正で提示したのですが「粗末」というのを感覚的に説明したく「屠蘇散」を例示した表現をしました．確かに，A君，Kさんに私が処方した屠蘇散を差し上げたことは事実なんですが，A君は分かってくれたようですが，年若いKさんは「屠蘇散」というのが分かっていなかったことが，後日判明いたしました．これは別にKさんをなじるつもりではありません．私とほぼ同年代の女性も「先生，あの漢方薬何なの？」と質問してきましたから（一応，1袋ずつ「屠蘇」と墨書してプレゼントしたのですけど）．まあ，その反省をふまえて言えば，『粗末』というのは「粗挽き胡椒」低度のざらつき感というのが，本書みたいな書物としては正解の表現なのだなと思いました．ごめんなさい．

「そういうこと，釣藤鈎みたいに『長く煎じると効果が減弱する』と
される生薬は，ティーバッグ処方向きの性質があるものなんです」

「末とおっしゃるものは，粗末よりさらに細かくしたものなのです
ね？」

「その通り．本症例では紅参末を使っていますが，単に『末』といっ
た場合，ザラザラ感のないパウダーだと思ってください」

「末だとそのまま飲んでも良いわけですね」

「そういうことです．本当かどうか知らないけど（多分ホント）粉末
にすると，生薬の単位体積当たりの表面積が圧倒的に増大して有効
成分が効率よく消化液中に溶け出して，煮出すことなくても吸収さ
れうるのだと思いますよ」

解説－附・治療の幅を広げてくれる生薬リスト

　とりあえず，最終処方にて患者さんの満足度が高いことを前提に
以後の記載をいたします．本項で私が何を言いたいかと言えば，例
えばここで紹介した紅参末とか釣藤鈎といった生薬を準備しておく
と，基本的にエキス製剤しか用いない臨床でも，その幅がかなり広
げられという感覚があるのです．

　煎じ薬を処方するということは，所謂「刻み」の生薬をブレンド
してもらい，鍋ややかんで煮出してスープを作り，それを服用して
もらうやり方です．刻みの生薬というものの多くは，一辺が数ミリ
といった大きさに「刻まれた」乾燥植物です．鉱物質，動物質のも
のもあります．

　もちろん，処方する側の先生方にとってもハードルが高いもので
しょうし，処方される側の患者さんの立場に立っても「面倒くさい」
デメリットを有するものです．しかし，生薬の粉末のまま服用出来
るものとか，先述した釣藤鈎のように，長く煎じない方が良いとさ

れている生薬はティーバッグのような形で使った方が良いわけですから，さほどお互い（医療者および患者の両者）の負担にはならないでしょう．

　というわけで，院内薬局やよく使う保険薬局に準備しておくと便利な生薬について語ります．

エキス剤＋αで使いやすい生薬リスト

紅参

　人参のちょっと良いやつとお考えください．気を補う薬（補気薬）の代表です．これは粉末で少量加えることで，それなりに効果があると思えます．1回分0.5〜1gくらいで十分でしょう．

釣藤鈎

　長時間煎じると効果が減退するとされるもので，ティーバックで処方した方が良い生薬とも言えます．使い方としては「内風による症状」に加味するのです．近年，抑肝散が多用されていますが，もしその症状に，のぼせ・ほてりといった兆候を伴っている場合，加味逍遥散プラスこの釣藤鈎という，組み合わせを考えてみてください．

延胡索

　瘀血による疼痛に効果的（例えばつまり月経痛など），粉末で1.5〜3g程度エキス剤に加味すると便利です．エキス製剤では安中散だけに含有されています．

木香

　理気薬，腸管運動を活性化する作用があるとされます．

縮砂
しゅくしゃ

　木香と似たような作用です．私の師匠といえる中国の先生の多く
は，地黄を処方するときほぼ必ず縮砂を「胃もたれなどの副作用止
め」として同用しておられました．六君子湯に先の木香と縮砂を加
えたものを「香砂六君子湯」と称しますが，この 2 つの末を準備し
ておけば近い処方が容易です．

大黄，アロエ，センナ
だいおう

　みな清熱作用を持った瀉下薬です．どれも粉末になった製品が流
通しているので紹介しました．使い分けは「患者さんの好み」でよ
かろうと思えます．蘆薈（アロエ），番瀉葉（センナ）という漢字名
称を覚えておくとかっこつけられますかね？　大黄に瀉下作用を期
待するときは，釣藤鈎と同様に，長く煎じない方が良いとされるの
で，ティーバッグ処方向きの生薬であるとも言えます．

　このネタは網羅的にやるときりがないので，筆者が日常診療で頻
用しているものについてのみということでお許しを願いましょう．
エキス製剤＋本項で紹介した生薬の末や粗末というやり方が，煎じ
薬処方へのステップたり得ると思います．

「全面的」という形容詞について

　なにげに「全面的」という言葉を使いましたところ，A君から「ニュアンスを説明して」との注文がつきました．

　中国語の「全面的」という言葉ですが，良いニュアンスとそうでもないニュアンスがある言葉だと感じています．良く言えば「いろいろな症状に細やかな配慮がしてある」という感覚です．反面「八方美人的・ごたごたと下手な鉄砲も数打ちゃ……」というニュアンスもありそうです．最近この形容詞を第一に連想したのは，Covid-19に対して使用され効果的であったと報道された「清肺排毒湯」の処方構成を見たときです．

　あの当時（2020年の春），Covid-19の患者個々を丁寧に診察するわけにも行かない事情があったので無理からぬことと思いますが（そりゃそうです．まあ，本来，漢方や中医学的処方をするためには，患者の個性をふまえた「因人制宜」をするべきというのは『01　法則で学ぶ漢方医学総論』で書いた通り，私のポリシーであるのですが，少なくともあの清肺排毒湯が提唱された当時，ドクターとしてもきちんと教科書的な診察をすることは自殺行為に近いという感覚でしたものね，非難や揶揄するつもりは毛頭ございません）．良くも悪くも『全面的』という印象を受けました．

　まあ，要するに温める薬も入れ，冷ます薬も入れ……はっきり言って無節操，まさに「下手な鉄砲」処方と感じました（当時，これに入っている射干という通常ですとあまり頻用されない生薬が，日本でも入手困難になったと，漢方薬の調剤が得意な薬剤師の友人が

ぼやいていましたっけ）．一応，使用を推奨していた中国国家中医薬管理局になりかわり言い訳いたしますと，管理局では「予防効果はない」と明言していた由，一応申し添えておきます．

　何故，かようなコラムを書いているかというと，私，あまり「全面的」な処方好きではないのですね．私の処女出版作『医者とハサミは使いよう』（コモンズ）で書いたことなので，また書くのも気がさすのですが，人口300人の小島で唯一の医者稼業をやっていたとき，80歳くらいの老婦人で，夫の介護ストレス，肩こり，高血圧，不眠等々を訴えられたケースに，ごく軽い安定剤一錠でほとんどの症状が改善しちゃった経験があるからなのでしょうね．もちろん経験深い先生方からいわせれば「当然のこと」なのでしょうが，高血圧に対して降圧剤，肩こりに対して筋弛緩剤……とやる流儀を「全面的」と称するならば，あまりエレガントではないと思いますよね．

　まあ，清肺排毒湯は仕方ないにしても，エレガントな処方を目指したいものだとは思います．

13
脇役としての漢方方剤
——主役を引き立てる名脇役です

「先生，精神医学系漢方医と自称しておられるんだったら，統合失調症の漢方治療といったテーマで書いてくださいよ」とA君が言います．まあ，本書みたいな本を企画，出版しようという書肆の編集者としては当然の要望でしょうね．

「うん，ご希望は分かるんですけど，統合失調症の中核的な症状には漢方だけじゃちょっと力不足と思っているもので」

「でも先生，中国語で言う癲とか狂とかが，古典に見る統合失調症のことなんじゃないですか？ そんなのが漢方で治せたという話があるじゃないですか．それに，先生みたいなスタンスで開業されていると"漢方だけで治してください"といったご希望の患者さんもいらっしゃるのではないですか？」とさらなる突っ込み．A君，なまじ物知りなだけに扱いにくいところがありますな．

「そうそう，先生は西洋医学的薬物が必要と思われるケースでも"漢方だけ"という希望の患者さんもいそうですね．そんなケースに先生がどういう風に対応されるのかも興味があるんですけど……つまり西洋医学に懐疑的な患者に対し，漢方を用いながら，抗精神病薬の導入にこぎつけた症例とかないのですか？」とKさん．

「確かに癲とか狂という状態と統合失調症は，オーバーラップするところが多いとは思うけど，完全に一致するわけじゃありませんからね．でも，例えば警察官に精神科救急に連れてこられるような人だって，漢方だけでなんとかなる可能性を否定はしませんよ．一過性に激しい精神症状を呈したけれど，たいした治療もしないで治ってしまうケースは確かに経験しました．こう見えても私，昔は精神科救急やってたんですよ」

「そんなケースは，統合失調症ではなかったであろうとおっしゃりたいのですね？　先生の言う統合失調症というのは，もっと慢性に経過する疾病という感覚なのですね」

「そういうこと，私の診療所にも，統合失調症の方々が通院されています．他の精神科にもお通いで，私は漢方薬だけというケースもおられますが，他の精神科に通っていない方々には，みな抗精神病薬も併用で処方しています」

「先生のイメージされる統合失調症というのは，ドーパミンなどの神経伝達物質の機能失調をベースにした病気で，その辺を調整する作用を持っていない薬物は治療薬たりえない，だから漢方は無力だということですね」とA君．

「まあそうですね．でも，向精神薬の古典であるレセルピンは，インド蛇木から精製分離されたと言われているから，私の知らない漢方系生薬にも，そんなのがあるかもしれませんけどね．ただ我が薬籠にある漢方薬も，完全に無意味とは思ってませんよ．そうですねえ，例えばステーキハウスに行ったらステーキは必須でしょうけど，それなりのオードブルやら付け合わせもあらまほしいでしょ．

主役を引き立てる名脇役という役回りは漢方の得意分野かと思います．その辺を書いてみましょう」

　私は精神医学を専門としており，その必然から統合失調症の治療も依頼されることが多いのです．立場上「統合失調症の治療に漢方薬がきわめて有効……」と書きたいところですが，少なくともその薬物療法の側面を考えれば，西洋医学的な向精神薬を主薬と考えざるを得ないのが現状なのです．臆面もなく大風呂敷を広げる傾向のある中国の医書でも「急性期の治療はともかく，寛解期は適量の西洋薬と併用し云々」としています．

　ただ統合失調症の治療を考える上で，漢方的な方法は十分に存在意義を持つと感じてもおります．本項では私の臨床をスケッチして「漢方医として関わることの意義」を提示してみようと思います．

症例

　初診時20代の女性．診断は典型的な解体型統合失調症です．高校生の頃，教師から奇妙なタイミングでにやっと笑う，身だしなみがだらしなくなる，成績が悪化したなどの指摘を受けました．某大学病院にて精神分裂病（その当時は総合失調症という病名はなかったのです）と診断され，6年間の通院治療を受けますが，激しい頸部ジストニアといった抗精神病薬の副作用がみられたため，西洋医学的治療を中止して，以後民間療法を受けていました．

　漢方薬局にて加味帰脾湯の処方を受けていましたが，初診の前年から独語や空笑が激しくなり，より本格的な漢方治療を求めて当院を受診されました．

治療の概要・考え方

　初診時，母親に連れられ来院．体調などを問えば「どこも悪くない」とは答えるものの，会話らしい会話が成立しない状態でした．意味不明の独語，空笑も確認されたため，典型的な解体型統合失調症と診断しました．7年前より西洋医学的治療が全くなされていない状況での初診でした．

　同伴した母親は，穏やかで理性的な人物ではありましたが，以前患者が示した激しい頸部ジストニアといった副作用を目の当たりにしているため，西洋医学的治療に否定的な態度でした．私としては「お嬢さんには西洋医学的治療が必要である」由を強調した説明をしましたが「西洋薬は飲ませたくない」と拒絶的でした．よって，初診では少しは効果的であったと評価された加味帰脾湯をベースにした漢方煎じ薬を処方するにとどめることにしました．

処方

　初診時の処方を提示しましょう．

　人参3，白朮6，茯苓8，当帰6，遠志6，酸棗仁10，生地黄8，川芎3，桃仁6，大黄（後下）2，川玉金4，香附子4（単位g）

　エキス製剤なら，加味帰脾湯に酸棗仁湯を合方した感覚ですね．煩雑ですが，少しそれ以降の経過も述べてみましょう．

第2診〜第5診

　加味帰脾湯の原方よりも，私が初診時に処方した加減方の方が効果的で睡眠も良化し全体的にも落ち着いてきたとの評価は受けまし

た．しかし，症状はやや軽減したものの独語・空笑は認められました．症状に応じて，漢方方剤の加減は行いました．またそれだけでなく，この期間に以前通院していた大学病院と連絡をとり，頸部ジストニアの原因薬剤がハロペリドールであったこと，チオリタジン少量であれば何とか服用出来たことなどを確認しました．そして，所謂「非定型抗精神病薬」が臨床使用できるようになったことなども繰り返し説明しました．

第6診

「もし，副作用が出たら止めればいいだけのこと」との説得に母親が応じ，やっとオランザピン少量の処方を開始しました．その結果，独語・空笑といった症状はさらに軽減しました．

第7診以後

オランザピンを最初に処方したときは，2.5mg/日で副作用がなかったため，5～7.5mg/日と増量していったところ，水分の過剰摂取が起こりましたが，減量により軽快していったためこれも副作用と考えました．

抗精神病薬を用いるようになってから，当初全く成立しなかった診察室での会話が，曲がりなりにも患者から「○○の症状がある」と言うようになり，独語・空笑は診察室では見られなくなったのです．また，家庭内で家事の手伝いを始めたり，母親によれば「久しぶりに会った人に"すごく良くなりましたね"と言われる」などと評価されました．

その後10年以上の経過のなかで，いろいろと処方調整を行いました．漢方薬で手応えを感じたのは，家族に対する攻撃性が著明になったときに使った三黄瀉心湯でしょうか，中医学用語を用いれ

ば「清熱瀉火」です．煎じ薬を使用していた時期でもありましたが，大黄含有処方なので便通の様子を見ながら服用量を調節しやすいようエキスカプセルで処方しました．限られた品目ですが，カプセルや錠剤という剤形のエキスもあることは指摘しましょう．

　ちなみに，初診から15年が経過した現在では，抑肝散エキス3包，アリピプラゾール12mg，エチゾラム1mgという処方で症状をコントロールしています．

解説

　本症例は「精神科医」としての私ではなく「漢方専門医」としての私を受診したケースです．そして初診から第5診の間は漢方薬のみを処方もした．ただ，それは漫然と漢方処方を繰り返した面接ではなく，「以前，強烈な副作用を目の当たりにして西洋医学的治療に否定的な」同伴する母親の意識を変えるストラグルといえる面接でもありました．

　幸いにして，私の漢方のみの処方は「ある程度の効果」が評価されるものでしたが，やはり見事に「解体」した患者の症状には抗精神病薬が必要であろうとの想いは変わらない状況での面接だったと回想されます．

　初診時から「かなり効果的であろう選択肢」の一つとして抗精神病薬の使用を示唆し続け，以前の主治医と連絡を取り，重篤な副作用の原因薬剤や副作用が出なかった薬物を確認し「もし副作用が出たら止めりゃいい」メッセージを発信し続けた面接を行いました．

　そして，ようやく第6診めに，抗精神病薬導入にこぎ着けたわけで，そこでこの患者の症状は「一皮むけた」感があります．しかし，抗精神病薬の導入に至るまで，漢方処方という方策がなかったら，こういう風にいかなかったろうなと思います．

精神科臨床経験のある読者なら,「拒薬や怠薬したために悪化した症例なんだから,強引にでも服薬させるとか,持効性注射薬 (Long Acting Injection ; LAI) など使えばいいじゃない」と言われるかも知れませんが,医者一人,受付一人の我が医院では無理なんです.それに,確かにLAIは,それなりに使える薬剤であることを認めるにやぶさかではありませんが,副作用がでた時に怖いので,弱小診療所では使いにくいものでもあります.

　西洋医学的治療中断期間が7年という長きにわたった本例の場合,患者を庇護する第一のキーパーソンと言える母親の意識を変革するために,初診から第5診で漢方のみを処方したことは(厳しく言えば,医者の怠慢と言われもしましょうが),スムーズに抗精神病薬の服用につなげられた要因であったと控えめに主張させていただくのは可能かと考えます.漢方的診療には,こんな効果もあるという一面のスケッチでした.

「なるほど,漢方的に治療することで治療者−患者関係を良好にできた一例ということですね」とA君.

「そういう側面も読み取れましょうね.だいたい漢方は『自然で副作用がない』という美しい誤解をされていますから,あえてそれを強く否定しない態度をとりつつ,治療導入を図ると上手くいきやすい方はいらっしゃいますよね」

「漢方が専門の下田先生ですら使いたがる西洋薬というのは,患者さんにとって説得力ありそうですね」とKさん.

「そうですね.副作用が出たらやめればいいだけ,というメッセージは常に発信しながらの対応でした.あ,それから,統合失調症の方に抗精神病薬は必須であるという(間違ってるかな?)前提で,抗精神病薬をある種の邪気と見なしてそれに対応する漢方を考えるというのは,現代でも,また他の身体科でも使える考え方だと思います」

「というと，具体的には抗精神病薬の副作用止め的な感覚で処方するということでしょうか？」とA君．
「平たく言えばそういうことですかね．古典的な生薬学・方剤学に学ぶべきところは多そうですよ」

古典方剤学に学ぶ治療戦略

　漢方方剤の組み方には，個々の生薬が持つ好ましからざる性質を相殺する工夫という側面があるように感じています．例えばエフェドリンの起源植物である麻黄という生薬は「性温」とされるものです．従って，寒証の症例に対しては使いやすいものですが，逆に熱証の時は注意が必要です．具体的には，葛根湯や麻黄湯，小青竜湯など寒証対策の方剤においては，やはり温める生薬である桂皮と同用する配合になりますが，肺の熱証対策として用いるときは，清熱薬石膏を配合して麻杏甘石湯や五虎湯として用いることになります．昔の先生方の薬籠に，麻黄と同等の宣肺作用（この際ですから，気管支拡張作用と言い換えましょう）を有し，かつその性は「涼ないし寒」とされるような生薬がなかった故の工夫と解釈することは可能です．

　さて，本項で登場する抗精神病薬ですが，最近の非定型抗精神病薬は以前のものほど副作用の頻度や程度はきつくないと言います．しかし，口渇・便秘・振戦などの好ましからざる作用を呈する可能性を持ったものです．

　私には，そんな副作用に燥性・熱性のニュアンスが感じられるのです．よって，抗精神病薬を服用せざるを得ない患者さんに対して，潤燥性の効果を持った薬物，言葉を換えると補血・補陰の薬物や，清熱薬を積極的に配合するという発想が効果的に思えます．よくある振戦やアカシジアといった副作用は「内風」によるものと見なせそうですので，さらに祛風薬を配合するのも意味があると考えています．

「先生は簡単におっしゃってますが，われわれ素人にはちょっと難しい下りだと思います．すこし補足していただけませんか」とA君．

「うーん，あまり理屈っぽくやるのは，すごい与太話になるから，確信犯的に雑な記載にしたんだけど許してもらえないですか？」

「口渇や便秘が燥性や熱性の邪気からくるというのは，まあ分かるような気がしますが，内風とかそれに対する治療法としての祛風薬とかについて一言お願いしますよ」

「ここに紹介した症例に現在処方している抑肝散が祛風の薬効を持っています．『06　システムとしての漢方方剤』も参照してください．ここでは祛の字を使いましたが，熄風といってもほぼ同じ意味です」

「血の不足により情動脳が不安定になることを"血虚生風"と言うそうですが，その辺をもう少し」

「風邪による症状は，風のごとくに変化しやすい特徴を持つとされます．血とか陰とされるものは，組織に栄養や潤いを与える機能を持ったサムシングと説明してきました．潤いが不十分だとちょっとした『風』でも被害が起きやすいというイメージを古人が語った概念ではないかと考えています」

「なるほど，先生は漢方と西洋医学を統合するなどとおっしゃってますが，具体的にはそんなことなのですね？」とA君．

「そうです，悪くないアイデアだと思ってますよ．読者諸賢にもどんどんパクってもらいたいと思います．一般科の先生方は，抗精神病薬使う機会少ないでしょうが，それぞれの専門領域で頻用する薬剤で頻出する副作用を『漢方的文脈ではどうとらえられるか』という視点で考えて，それに対応する漢方薬を試してみる．という姿勢はお勧めしたいところです」

身体疾患にだって
精神療法するといいのだ

　SDM（shared decision making）とは臨床において非常に重要な基本ポリシーであると考えます．私が精神科救急も扱う病院にいた三十数年前は，SDMという概念が語られることはありませんでした．興奮や錯乱している患者の沈静化がまず求められる精神科救急という場面では，decision makingの共有などという悠長なことをやっている状況ではなかろうと思われるでしょうが，症例によっては，まず催眠作用の弱い抗精神病薬（当時はハロペリドール）を静注し（作用を即効的に実感させ），それから鎮静薬を用いると，後の治療がやりやすくなる経験をしました．

　つまり，「救急のとき薬を注射したら，楽になったでしょ？　あれと同じ薬が飲み薬にもあるんだ．だからあれ飲もうよ」といった語りかけが，よりよい治療者－患者関係を作るうえで効果的であった

ことが回想されます．もう少し詳しく言うと，ハロペリドールを
ゆっくり静注しながら，そんな救急診察室に連れてこられる患者さ
んの多くが体験しているであろう不安感や恐怖感が軽減したことを
確認し（つまり，私がその患者さんに投与した薬物が，その時患者
さんが感じていた不快な恐怖感や不安感を軽減してくれた事実を共
通の認識とし），その確認がとれたら「こんどはあなたに，きちん
と睡眠をとらせゆっくり休める薬を注射するよ」といった語りかけ
とともにジアゼパムの静注をするといった技法です．厳密にはその
診察室でSDMをしたことにはならないかもしれませんが，少なく
とも後日のdecision makingを共有するための布石にはなりうるや
り方であると思います．

　このように精神科救急の場面においてすら有用なSDMというポ
リシーを，一般的な臨床の場で使わない手はないと思います．な
お，私はSDMつまり「臨床的な治療方針を患者さんと共有する姿
勢」が精神療法の基本の一つであると考えているものです．本項で
は，とある高齢者のCOPDに対する対応をスケッチしてSDMの重
要性（例えそれが身体的愁訴であっても，精神療法的配慮が有用で
あること）を感じていただきたいと思います．さらに，実際の煎じ
薬を処方するときの考え方まで盛り込んだ，ちょっと欲張りな項に
なりました．お付き合いのほどを．

「精神科救急って，今の下田先生がなさっている診療の対極みたい
な印象ですけど，そこに来られる患者さんって，さぞ混乱したり興
奮されたりしてるんでしょうね，30年近く前ということは，まだ
リスペリドンすら使えない時代だったのですね．ハロペリドールの
静注って，救急診察室で結構やってたんですか」とA君．
「いえ，あまり多くはなかったですね．普通はジアゼパムの静注で
鎮静させ，レボメプロマジンとプロメタジンを筋注して一晩お休み
頂くのが定番でした」

「ではどんな方にハロペリドールの静注をやってらしたのですか？」
とKさん．

「それこそ『01法則で学ぶ漢方医学総論』に掲げた『因地・因人・因時制宜』ですよ．当時働いていた精神科病棟は一般病床が28床，救急用の保護室が4床だったと思います．もし一般病床に空きがなければ，保護室にいる患者さんには翌日以降，他の病院に移って頂くしかないのです．その場合，翌日以降の経過を診られないのですから，ハロペリドールの静注はやりませんよね」

「病床に空きがあったとしても……」とA君．

「そう，全くコミュニケーションがとれないほど混乱している方には出来ませんねえ」

「なるほど，でも高齢のCOPD患者さんに『精神療法』の出番はあるんですか？」とKさん．

「法則でも言ったけど，漢方ではこれは身体の問題・あれは精神の問題と分けて考えないのですよ．精神科の患者に薬物療法（まさに身体的治療でしょ）してはいけないはずもなく，逆に身体的疾患の方に精神療法的配慮をするのは御法度でありようがないじゃないですか．decision makingを共有する姿勢も結構役に立つと思いますよ．まあ，本文で後述しますのでお楽しみに」

症例

受診の経緯・訴え

　患者は80代の男性．初診時，お一人で地下鉄に乗ってご来院されました．西洋医学的には，COPDと診断され，去痰剤のカルボシステイン，マクロライド系抗生剤，気管支拡張吸入剤が処方されていましたが「服薬しても，息切れがしやすく，痰がからむ．とりわけ，朝に痰の喀出が困難で咳を伴い非常に苦しい」と訴えられまし

た．時によると，その苦しみをみて，ご家族が救急車の要請を考えるレベルだともいいます．「私も歳が歳だからどうなっても良いんだけど，この朝の苦しみがなんとかなれば」と初診時に語られました．

　まずは本症例にみられる随伴症状を問診票から列挙しましょう．食欲不振，食後に便意を催すことが多い，冷たい飲み物を好む，寒がり，便秘，頻尿，夜間に排尿がある，寝汗をかく，熟眠感が少ない，やる気が出ない，腰がしびれる（脊柱管狭窄症と診断されている由），動悸，息切れがある．と問診票に記入がありました．脈診では弦滑脈，舌質は暗紅，裂紋があり舌苔は黄膩でありました．

治療の概要・考え方

　主訴「朝，痰が切れにくく苦しい」ということおよび，舌診における所見「裂紋があり，かつ黄膩苔（おうじたい）」から肺の陰虚（潤いの不足）があり，中医学的表現でいえば二次的病理産物とされる「痰」の関与があると考えました（現実に痰の喀出困難というのですから当然ですよね）．よって「肺の陰」を補い「潤肺化痰*1」することが基本であろうと考えたわけです．

　前段を適切に行うために随伴症状の検討が必要です．動悸，息切れというのはCOPDがある故の必然とも言えますが，同時に食欲不振といった症状もあることをふまえると，脾胃の問題もあると考えます．また寝汗があるところからも「気虚」に対する配慮も必要と考えました（中医学用語を使って表現し直せば，脾気虚や衛気虚といえましょう）．「やる気が出ない」と言うのも気虚の存在（補気

---

*1：読んで字のごとく，肺に潤いを与え，痰による症状を軽減するといった意．なんとなく意味を感じ取れればOKです．もちろん，この言い方が唯一じゃありませんよ．化痰ではなく祛痰という先生もいるでしょうしね．

する必要性)を示唆することと考えました.

　頻尿,夜間の排尿,腰のしびれといった症状は,高齢のこともあり「腎虚」と教科書的に言われる症状であろうと考えるべきでしょう.腎虚証が基盤にあろうということは本項の執筆時点でも変わりませんが,初診時すぐに力を入れる問題ではないと考えました.換言すれば「諸般の症状が改善傾向を示してくれたら,次の段階として“補腎”をより強力に積極的に考慮しよう」ということです.

　舌診所見(舌質が暗色)から瘀血に対する対策は取り入れようと考えました.つまり活血化瘀の効能がある薬味を加えようということです.そして,便秘傾向があるという情報から,加える活血薬に便秘対策としても機能しうる生薬を考えるのを通例にしています(具体的に,後述する初診時処方でいうと桃仁ですが,これには“潤腸通便”作用があるとされます).

　結論を言えば,「息が苦しい」という主訴が中医学的に言い直すと「肺気不宣」ならば「宣肺」したいし,痰の喀出が困難なのだから「化痰」すべき.そしてCOPD自体を根本的に治すこと(つまり,80歳を過ぎた高齢者の肺を20歳代の肺に戻すこと)は不可能ですから,痰の喀出を容易にすることを主眼にすべきと考えました.そんな考えをもとに以下を初診時処方としたのです.

　麻黄4,杏仁6,甘草2,陳皮6,半夏6,麦門冬10,貝母6,人参4,黄耆8,防風6,白朮6,桃仁6(単位g)

処方解説

　ちょっとマニアックかも知れませんが，一応解説させてもらいます．最初の3味（麻黄・杏仁・甘草）は三拗湯[*2]と呼ばれる組み合わせです．『中医処方解説』（神戸中医学研究会）では「麻黄湯から桂枝を除いて発汗作用を軽度にしたもの」とされていますが，処方したときの意識としては「麻杏甘石湯かな？ でも石膏（熱証に対応する生薬）を使うほどでもないし」でした．寝汗など発汗過多の症状があるのですから，発汗促進作用がある桂枝を入れる選択肢はないと感じていました．つまり，私はこの処方を麻黄湯の類方ではなく，麻杏甘石湯去石膏とエキス製剤に慣れた読者には説明したいと思います．

　次の2味（陳皮・半夏）は二陳湯（化痰の基本方と考えています）のキモの部分です．つまり，三拗湯で宣肺し二陳湯で化痰するという感覚です．

　麦門冬は「潤肺（肺を潤す）」の主薬という意識です．エキス剤のパンフレットと見比べていただくと，この処方「麦門冬湯」の構成生薬がかなり入っていることが分かると思います．

　貝母は「潤肺化痰」を強化する意味で加えました．ちなみに，同じように祛痰作用をもつ生薬でも半夏は“寒痰”に対応するとされ，かつ燥性を持つとされます．貝母は“熱痰”に向いている化痰薬で，同時に用いることで副作用を相殺するという意識でありました．

＊2：一応，説明のために三拗湯という方剤名を出しましたが，本当のところこの処方をしたとき意識した方剤名は麻杏二三湯という比較的新しい処方です（麻黄・杏仁＋二陳湯＋三子養親湯という意味のネーミングです）．すっかり忘れていましたが，この麻杏二三湯は焦樹徳先生の創方でした．そんなこと書いているとわけが分からなくなりそうですから「エキス漢方になれた読者」を想定した書き方をしているわけです．

　人参・黄耆は「補気薬」の代表です．「黄耆・防風・白朮」は玉屏
風散と呼ばれる組み合わせで「益気固表・止汗」の効能があるとさ
れます，中医学用語で「衛気虚」に対する代表処方です．

　最後の桃仁は，先述しましたが「何か活血薬（日本漢方的には"駆
瘀血薬"）を配合したい．便秘傾向もあることだし，潤腸通便*3の
効果も期待して」と考えて配合しました．

　もし，エキス製剤しか使えない状況を想定しますと，本例は麦門
冬湯＋補中益気湯（などの補気剤≒参耆剤）＋西洋医学的気管支拡
張剤といった方針でもよさそうです．この症例を読んで「私なら，
滋陰降火湯とか滋陰至宝湯や清肺湯を……」と考えた方は，センス
いいと思います．ただ，これらは麦門冬湯と比べて肺陰を補う成分
の割合が少ないのですね．後日この処方に，天門冬といって肺陰を
補う麦門冬と似た作用を持つ生薬を加えているのですが，それは麦
門冬10gだけでは不十分であった証拠のように感じています．

　さて，この症例に対する初診時の対応で，ちょっと精神療法的配
慮をしたポイントは，彼が最もつらいという「朝，最初に痰を切る
までがすごく苦しい」という主訴への説明です．その訴えをちょっ
と違う角度から言い直すと「朝の痰が切れれば，それなりに落ち着
く」という事実は指摘出来ると思いませんか？実際，クローズドエン
ドの質問をしてみると，その通りと言われました（少なくとも初
診時から付き添い無しの，お一人でご来院されたのですから，朝の
痰が切れて一段落つけば，それなりの行動が出来るのですから当然
ですよね）．

「なるほど，確かに精神療法的なやりとりですね．認知行動療法的
とでも言えましょうか？」とA君．

＊3：中医学では「肺と大腸は表裏をなす」とされます．よって肺の病症の治療にお
いて，便秘対策を考えることも大切と考えます．

「うん，でもそんなに大それたものでもないですが，こんな配慮するのも悪くなさそうでしょ？」

「先生はお上手なんでしょうけど，なにか読者にアドバイスはありますか？」とＫさん．

「私だって上手くはありませんよ．偉そうなアドバイスなんて出来ませんが，事実をニュートラルに表現し直すことで，患者さんに対する語りかけのヒントになるとは思います．読者諸賢にもお勧めしたいですね．」

「というと，どういうことですか？」

「本例で言えば『朝，痰が切れるまですごく苦しい』のも事実ですが，『お一人で地下鉄に乗って，私の医院を訪れることが出来た』のもまた事実ですよね．その事実をニュートラルにつなげると，本文に書いたような台詞になるわけです」

「なるほど」

「よくあるパターンとしては『○○しないと出来ない』という訴え方がありますが『○○してやっている』のがニュートラルな表現で『○○すれば出来る』という認知にもっていくステップになろうかと思います」

「確かに，身体的な病気でも精神的な対応でだいぶ違うのでしょうね」

「まあ，そういう心と体を分けない発想自体が私には『漢方的』なのですが，漢方が肺に潤いを与える方法を持っていることが，治療者としての自信につながり，説明に説得力を持たせてくれるようにも感じています」

第2診以後の経過

　第2診時「おかげさまで，大変楽になりました，気管支拡張剤の吸入も忘れるようになりました」とのうれしいご報告がいただけた

ので，副作用なく麻黄が飲めるのなら，と「(他院で処方されている) 気管支拡張剤の吸入を忘れてもいいように」という意図で麻黄を若干増量した処方をしたところ，動悸がするようになったとのことを電話で相談されました．もちろん，麻黄の増量をした時に，方剤中に入っている麻黄はエフェドリンの起源植物であり，それ故，動悸などの副作用が起こりうることを事前に説明しているわけです (なおこの方，専門科は違いますが，ご職業は医師なので，医学的な説明はかなり上手く伝えられていると思います．そういう観点から取り上げた次第，ご理解あれ).

　であるならば，と煎じ薬の服用量を若干減らすように指示をしまして，処方中の麻黄の分量を初診時よりも若干少なめに変更して，気管支拡張吸入剤を積極的に使用するよう申し上げました．

　最終的な処方を以下に示します．微妙に麻黄，甘草を減じ，肺陰を補う麦門冬，天門冬を増量し，桔梗，茯苓を加え，鎮咳・潤腸通便の作用を期待して杏仁も微妙に増やした，という方意ですが，初診時処方と基本的な意味は同じであるとご理解下さい (いっぺんに変えたわけではないですよ．少しずつ調整した結果の処方です).

　麻黄 3, 杏仁 8, 甘草 1, 陳皮 6, 半夏 6, 麦門冬 15, 貝母 6, 人参 4,
黄耆 8, 防風 6, 白朮 6, 桃仁 6, 天門冬 8, 桔梗 4, 茯苓 8(単位 g)
　外出時の携帯用に，麦門冬湯エキス 3 包

臨床的方針決定を患者さんと共有する意義

　私，SDM なる言葉を初めて聞いたとき「え！そんなこと今更言うの？？」という感覚でありました．臨床的な decision making を患者さんと共有することなく，まともな臨床出来るわけがないじゃないのということですね．

私が本例に処方している方剤に無理矢理名前をつけますと「三拗湯合麦門冬湯合補中益気湯加減」てなことになるのでしょう．中医師もしくは中医学を学んだ医師なら似たような処方をされる可能性はあるでしょう．ただ，おそらく私の処方と全く同じ処方が出された可能性はきわめて少ないと思います（生薬の分量の割合まで入れると皆無だと思えます）．

　そのため処方に際して「この処方は，私が立てた漢方医学的文脈によった仮説に基づくものだ，医者としての良心に基づくものであることは保証するが，明確なエビデンスはない」ということを，漢方を本格的に学び始めたころから言ってきたのでしょう．であるが故にSDMせざるを得ない状況だったのかなと回想します．

　読者諸賢には，漢方方剤の運用に当たり，あくまでもご自身の立てた証は「仮説」であるという謙虚さを忘れずにいて欲しいものだと思います．

　陳腐な結論ですが，謙虚にSDMを心がけると，少なくとも患者さんとフレンドリーになれるメリットはあろうかと思います．「漢方的に真面目な」診療をすることは，それ*4を達成する一つの効果的な方法論であろうと思えます．

＊4：ここでいう「それ」って何？　とKさんA君から突っ込まれました．正直，野暮な突っ込みとは思いましたが，医学書の出版社としては当然ですわな．
　不本意ながら野暮ったくお答え申し上げます．つまり，私の言う「漢方的医療」というものは「与太＝仮説」にしか基づいていないものであるから，常に真摯な反省を求められているものである．よって，真面目に漢方的であることは謙虚に患者さんからの反応を受容する姿勢を要求されるものである．そういったスタンスでなされる問診は，患者さんに「被傾聴感」を与えやすいものである．それは，精神療法の基盤としてのSDM的対応にならざるを得ない．まあ，ここでウダウダ書いたことをしっかりやれば良いのですが，「漢方的」というキーワードを意識していれば，必然的にそれ（つまり「治療方針を詳しく説明し，患者さんに納得・共有してもらう方針」ですね）が達成でき，要するに患者さんとフレンドリーにならざるを得ないと思えるのです．

中医学・漢方医学理解のための中国語

　本項，実を言えば「世界最小の中医学事典」というタイトルで書き始めました．初稿に曰く．「本項では日本語を母語とし，漢方医学を学ぶ人のために最低限の知識を呈示する．中医学事典として日本語で書かれたポケットサイズの小さなものもあるが，それでも『こんなものまで立項することはないだろう』という項目が多いと感じる．例えで一つの例をあげれば意識障碍の一症候の『撮空理線』という項目．この熟語は，まず日本人同士で用いられることはないであろうし，『サックウリセン』と日本語読みされたのを聞いて理解できる中国人も滅多にいない．覚えるだけ無駄と断じるところである……後略」としていました．

　ただ「最低限の知識」を読者に獲得してもらうために，何を提供するのが最も効果的であろうかと考えるにつけ，このタイトルで情

報を発信するのはとてもおこがましい感覚はあるのですが，ちょっと中国語の基礎について申し上げるのも悪くないかな，と感じたのでおつきあい下さい．

　例えば「肝鬱化熱・血虚生風・心火上亢と弁証し，鎮肝潜陽，熄風清心の方針で……」なんて文章に接すると，初心者のみならず，相当に漢方経験を持っておられる先生方も「中医学は理屈っぽくってかなわん，日本漢方の口訣の方が……」となるのじゃないかと思われます．当然ですよね．

　平成の初頭（不正確かも知れませんが，平成7年に改訂だそうです）までのわが国の刑法賭博罪には「偶然の輸贏^{シュエイ}」に金品を賭ける云々，という条文があったそうです．「輸贏」なんてものすごく難しい言葉と感じられるかも知れませんが，実は負けと勝ちという意味で，中国では現代でも一般に（子供でも分かる程度に）通用する口語なんです．日本語にだって，その漢字，読み書きは難しいけどしゃべれるし聞いてわかる言葉ってあるじゃないですか．

　「昨日，あれからパチンコ行ってね」
　「へえ，輸了嗎^{シューラマ}，贏了嗎^{インラマ}（訳：負けたのかい，勝ったのかい？）」
　という程度の言葉であることは保証します．

　ご存じの通り，漢方用語は元来中国語であることが多いものです．中国語を表す漢字はその一字一字が英語でいう単語に相当し，例えば滋陰という語句はnourish-yinと英訳されます．滋がnourishですね．本項ではまずnourishみたいな，動詞的意味合いを持つ漢字について解説します．……というか，その解説が終われば，ほぼ目的達成みたいに思えます．

中国語の生理－言語としての性質

　まず，ご理解いただきたいのは，中国語の語順は英語と同様「動詞の次に目的語」なのです（中国語文法的に言うと"動賓構造"という言葉があるそうです）．そして漢字は一文字一音節（中国語では）でありまして，漢字が示されれば分かるのでしょうが，一音節だけ発音されても聞き取りが難しいとみえて？（ホントかな，素人の想像ですからあまりまともに受け取らないように），例えば道路（意味を和語でいえばミチミチですよね）みたいに同じ意味の漢字を連ねた言葉は山ほどありますね．漢語は二字で安定する性質があるそうです．

　中医学業界で用いられる，私たちが知っておくべき業界用語には，道路の如きほぼ同義語反復形式の単語は少ないと感じています．少なくとも治療法に関する語句は，大体が動詞＋目的語形式のようです．日本人が書いた，あるいは日本語に訳された本ではそんなところを抑えておくと，理解が容易だと感じています．

　例えば少し前に引用した「鎮肝潜陽・熄風清心」というフレーズを例に解説してみましょう．漢字1文字が英語で言う1つの単語というイメージでお読み下さい．

鎮肝 calming liver：肝の気の高ぶりを抑える（俗語的に「カンの強い」のを抑えるということ，鎮＝calming，とすると分かりやすいでしょう）．

潜陽 suppressing the sthenic yang：強すぎる陽性（熱を帯びたevilといっていいかな）の邪気を抑えるというニュアンス．

熄風 inhibit the wind evil：風邪（＝wind-evil）の性質として，変わりやすいというのは何となく分かりません？そんな移ろいやすいwind-evilをinhibitするという意味．

清心 clearing away the heat evil of heart：この「清」というのは evil-of-heat に対応する治療法と理解して良いと思います．

　ここで紹介した用語は中国語にしても英語にしても，唯一絶対のものではありません．例えば「風邪」に対する対策として，中国語では「熄」「祛」「散」などの対策があるとされています（一応，内風は熄風して外風は祛風すると教科書は言いますが，差違は曖昧だと思います）また，熄の英語訳として inhibit を紹介しましたが，calming と訳する本もあります．

　読者には，くどくどした説明より英訳の方がわかりやすい面があろうと考え，適宜英語訳を紹介することにします．blood とか stomach といった現代医学でもお馴染みの語が出てきますが，当然ながら現代医学の文脈で用いられる意味とは異なることに注意して下さい．

　例えば，血＝blood とされますが，漢方の文脈で用いられる blood は「皮膚や毛，組織を栄養する機能が想定されるイマジナリーなサムシング」であるということは強調しておきます（訳語は手元にある「漢英対訳本」などから引用しますが，血はともかく，陰や陽という概念は翻訳不能とみえて，それぞれ Yin, Yang, としている）．また，英語の訳語は訳者によって異なることもあり，これしかないというものではないことも注意してください．

安 calm, regulate など：「落ち着かせる」というニュアンス．

・安神 calm the mind, tranquilization：不安を解消するといった意味．

・安中 regulate the function of stomach：安中の「中」は脾胃（消化吸収系）をさします．安中散というエキス剤があります．冷えによって悪化する消化機能障碍を regulate する方意がそのまま方剤名になったものです．

温 warm：温めるという意味.

　　発病促進因子として温熱の邪（evil of warm heat）というような用語
もありますが，「温めることによって治療促進する」意味を理解してお
けばいいでしょう. 例えば，温経祛寒〔expelling cold-evil by warming
the meridians（meridians＝経絡）〕，温胃建中（warming the stomach
and strengthening the middle warmer）など.

化 dissipate, eliminate：治療法としては，後述する"利"とほぼ同
　　義で「悪いものをさばく」感覚. 実例を英訳とともに示します.

・化斑 dissipating rashes：清熱解毒法などを用い，皮膚病変を治療
　する.

・化湿 eliminating the wetness-evil：湿性の邪気による病を治療す
　る.

・化痰 eliminating phlegm：痰飲による病を治する. 祛痰ともいい
　ます.

　　なお，病の性質が変化する現象をこの字で表すこともあります（上
　に挙げた3例は，動詞・目的語ですが，次の2例は違いますね）. 各々
　ing付きの動名詞じゃないかというクレームはご勘弁下さい。英語の文
　脈では動詞のまま使われることもあります.

・化熱 transformation into heat-syndrome：はじめはゾクゾクと寒
　気が強い感冒があり，その後，火照りや熱感が強くなるような状
　態をこう言います.

・化燥 transformation into dryness-syndrome：陰液が不足して"燥
　的"な症状が出るようなことをこう表現します.

祛 eliminate, remove：発病促進因子を取り除くこと. 治療法とし
　　ては，化とほぼ同義と考えていいでしょう.

・祛邪扶正 eliminating evils to support healthy：これが漢方医学の
　基本方針といえます.

・祛瘀活血 removing blood stasis and promoting blood circulation：
日本流ですと活血化瘀ということが多いようです．同義と言って
よいと思います．
祛風 dispelling-wind-evil：英語訳が違う例を挙げてみましたが，
これは英語の生理なんでしょうね．

行 activate, alleviate, promote：滞っているものを解消するニュ
アンス．
・行気 activating vital energy, promoting Qi
・行水 alleviating-water-retention

解 expell：解消するというニュアンス．後述する疎肝解鬱という表
現がその典型．
　中医学には「発汗させることで邪気を追い出す」というニュアンスの
解表（expelling superficial evils）という概念（代表方剤は麻黄湯や葛根
湯．この2つは体を温める作用があるので「辛温解表剤」と呼ばれる）や，
それのマイルド版で解肌という概念（代表方剤は桂枝湯）もあります．

固 strengthen：強める，安定させるというニュアンス．
・固腎 strengthen kidney
・固金 strengthen lung：肺は五行で言う「金」に属します．

清 clearing away the heat〔fire〕evil：熱性の邪気（heat,とかfireと
か）に対応する方法と言い切りましょう．

宣 release：滞っているものの通りをよくするニュアンス．
　後述する疎と似た意味ですが，中国語の生理として（なのかな？）「宣
肝」という字句はみた記憶がありません．もっぱら「宣肺」とか「宣通」
という用いられかたをするようです．

・宣肺 releasing stagnated lung energy.

疎 disperse, alleviate：先述したように「通りをよくする」.

　　漢方的には疎肝という言葉だけ知っていればいいでしょう. 肝の気は四方八方にのびのびとしているのが好ましい状態. そうでないのを肝鬱（肝気鬱結）とする. その肝鬱を治す方法を「疎肝解鬱（Dispersing depressed liver-qi to relieve emotional depression）」ということになっています.

補（≒益, 養）：不足していると想定されるものを補うこと.
英語訳ではいろいろ使い分けることもあるようです.
・補中益気湯 Decoction for Reinforcing Middle-energizer and Replenishing Qi
・補気薬 Drugs for Replenishing Qi
・補陽薬 Drug for Tonifying Yang

　　先述のように, 滋陰（補陰）という語句は nourish-yin と訳すようです. 日本語では全部「補」でも結構だと思います. 陰は nurish するもので, 陽は tonify するものという感覚は, 英語音痴の筆者でも流石に分かるような気がしますけどね.

理 regulate：「整える」という意味. 理髪の理です.
・理気 regulate the circulation of Qi：気滞や気逆を治療する方法。
・理中 regulating middle-energizer function：人参湯は別名理中湯ともいう.

　　7 世紀の中国を支配した唐帝国の三代目皇帝は李治という名前で, 皇帝様のお名前に用いられている字を, 一般人が使うのは畏れ多いということで避ける習慣があったようです. これを避諱といいますが, 中国製の古典方剤名に治の字がほとんどない理由なのでしょう（エキス製剤に治打撲一方・治頭瘡一方というのがありますが, 両方とも日

本製です）．治中でもいいのでしょうが，皇帝様に遠慮して理中といっ
たところでしょう．エキスにもある真武湯は，本来玄武湯と言ってい
たのが，玄の字（宋の皇帝の名前にあるそうです）が避諱されたという
のは有名な話ですね*．

利 remove, promote：「さばく」感覚．利されるものは発病因子．
化もほぼ同義．
・利湿 remove dampness：湿性の邪気をさばく意味．
・活血化瘀 promoting blood circulation and removing blood stasis：
瘀血（blood-stasis）を解消する．

和 regulating, mediation：調和させるという感覚．
・和肝 regulating the liver energy
・和胃＝和中 regulating stomach energy

　治療法としての動詞的語句は，こんなものくらいをふまえていれ
ば，初学者としては十分なのではないか（乱暴かなあ？）と思いま
す．少なくとも，難解な顔つきをした「四字熟語」をたくさん覚え
る前に，ここに示した漢字のニュアンスを理解すれば，諸賢の学習
能率はかなり上がるのではないかとの自負はあります．

　なお，筆者の中国語力は，英語で言えば日本の中学生レベルであ
ることは自認いたしておりますが，本項執筆にあたり「北京中医薬
科大学日本校教授」の韓涛先生に校閲してもらってますから，それ
なりに信用していただいてもよろしいかと思っています．

＊：本書では神田橋処方を條心治傷飲と名付けました．日本人たる我らは，別に中
国の皇帝に義理を果たす必要はありますまい．

COLUMN

話のタネに
― 知らなくてもいいこといろいろ ―

　おこがましくも，中国語の基礎的なことを書いた本項のマクラに「覚える必要のない四字熟語」の代表として「撮空理線」というのを取り上げました．覚える必要がないと断じたわけですから，解説するのも妙な話と思い詳述しませんでしたが，弟分の北田先生から「覚える必要がない，と断じる先生の語調に怒りを感じる．そこのところを読者に伝える程度には解説すべき」という意見を頂戴しましたので，一応の解説をつけます．

　私が初めてこの言葉に接したのは，当然ながら中医学を学び始めてから．具体的には，1981年に初版が出た「中医学入門」（医歯薬出版）からです（ちなみに私は1982年に医師資格を得まして，1990年頃から中医学を学びはじめたものです）．

　「中医学入門」の「望診」のところに紹介されているのを読んだのが初めてでした．ちょっと長くなりますが，そこを引用しましょう．「精神・意識状態」の望診にて．

　「患者の顔色・表情・動作・姿勢・話し方などから意識や精神の状態を判断することであるが，中医学ではこれを『神』の望診，すなわち望神と呼んでいる．望神は病状の軽重・予後を判断するうえでかなり大きな意義がある」

　引用はまだ続くのですが，前段は全く賛成．文句をつけるとすれば「かなり」という形容詞かな？　少なくとも精神科医としては「かなり」ではなく「最も」重要な意義があるといいたいところです．まあ，それはさておき続けます．

「精神状態が良好で意識が清明であり，目に力と輝きがあり，言語が明亮で力があるものは，生気が衰えておらず病状が軽く予後のよいことを示す．病状が一見重くても回復しやすい．中医学では，これを『得神』という」

こういうことを恥じらいもなく平気で活字にするから，中医学（漢方もかな？）やっている人間は，うさんくさくみられるのでしょうね．例えば「予後」という言葉を使っていますが，ここにいう「得神」の状態をご臨終直前まで保たれる例はいくらも経験します（つまり，生命予後という意味にとれば……ですが）．

「目に力と輝き」云々に関していうと「それをきちんと言語化してくれ……」というのが読者の要請なのではと思えます．

さらに続いて「（中略）さらに進行すると，言語錯乱・意識障害・昏迷を生じ，ときに循衣摸床・撮空理線などの危急状態に至る」とし，脚注で循衣摸床や撮空理線の状態を説明しています．

循衣摸床というのは「傷寒論・辨陽明病脈証并治」にみえる由緒正しい熟語で「昏迷状態で，布団の縁や衣服をまさぐること」だそうで，撮空理線というのは17世紀の医書「温疫論」にみられる成語で「意識障害の患者が両手を空中に伸ばして何かをつかむ動作（撮空）や糸をよじるように拇指と示指をすりあわせる動作（理線）をすること」だそうです．

もちろん，私だって循衣摸床している患者と撮空理線している患者と特効薬が違うというのなら，その区別を若い同業者に説教もいたしましょうが，どちらも確かに病状の重い意識障碍と言えるのでしょう．換言すると，中医学が基盤とする数百年以前の古典時代には救いようのなかった重篤な意識障碍をきたしている状態です．現代的には，その病症がtreatableなものであるか否かを判断することがまず求められることで，漢方方剤を考える以前に，神経内科なり脳神経外科といった専門科に紹介することが1st choiceである

べきでしょう．ジュンイモショウとかサックウリセンとか口頭で
言っても理解できる日本人スタッフも中国人もほぼ皆無であろうこ
とをもふまえると，学ぶ必要のない熟語という結論に至るわけで
す．

　前段「あーいけねえ，説明しちゃった」という感覚なんですが，
逆にいうとそういうことを公言している私がおすすめしている基本
的な中医学概念や中国語の感覚は理解しておくと将来的に，諸賢の
学習効率（既存の中医学書などの理解ですね）を高める役に立つと
は自負しておりますよ．

　ま，それはさておき，三焦という概念がありますが，その意味は
複雑で，初学者はスルーした方がいいと思います（おおまかに，体
の上部，中部，下部という風に考えておきましょう）．ただ，ここ
にあげた middle energizer，middle warmer というのは「中焦」の訳
ということは確かです．ニュアンスとしては「体のなかほどからお
なか」といったところです．「安中」とか「建中」というときの「中」
はこの中焦の意味でしょう．

　ちなみに英訳本では，以下のように示されています．

三焦：triple-warmer という訳や，tri-energizer という訳語がみられ
　　ます（訳しにくいとみえて，jiao と発音のみ示す英文解説書もあ
　　ります）．以下の三部分があるとされます．

上焦 upper-energizer・upper-warmer：横隔膜以上の部位，臓器で
　　いうと肺・心
中焦 middle-energizer・middle-warmer：横隔膜の下，下臍の上の
　　部位．臓器でいうと脾胃
下焦 lower-energizer・lower-warmer：臍以下の部位，臓器でいう
　　と肝腎

energizer とか warmer なんてわけが分かりにくいでしょう？　上下焦は臓腑でいうと臓＋臓で中焦は臓＋腑というのも……ですね．三焦概念はこの表現を用いて解説を展開している和書もいくらもありますから，諸賢が深く学ぶのを止めはしませんが「初学者はスルーしたほうがいい」という私のニュアンスご理解下さい．

　同様に118ページに和解半表半裏という概念を解説してしまいましたが，これも傷寒論に由来する仮説に基づかないと理解しにくいし，理解したところで臨床に応用しにくい概念ですから，初学のうちはスルーすることをおすすめします．しかし，かような漢方指南本の著者として，まったく語らないのも考え物なので，とりあえず次段の記載でご勘弁願いましょう．

　半表半裏証＝少陽病とは，傷寒論で論じられる疾病の一つで往来寒熱（alternating episodes of chills and fever），胸脇苦満（feeling-of-fullness-over-the-chest），口が苦い，咽が渇く，悪心などを呈する状態で，エキス製剤になっている方剤で言うと，いわゆる「柴胡剤」により「和解半表半裏」して治療すべきとされる病態である（なお，胸脇苦満というのは，日本漢方の先生方にとっては，腹診における所見とされる兆候であるが，中医師の方々には自覚症状として語られることである）．

　半表半裏証という概念は，表だ裏だとイマジナリーなことをもっともらしく論じるより，往来寒熱（寒気がしたり火照ったり）や胸脇苦満があるときに，柴胡を主薬にした方剤が有効であることが多いという経験的事実を（少なくとも初学のうちは）認識しておいた方がいい，または認識しておくにとどめるべきものだと思います．

　この類いのネタは，網羅的にやるとなると，究極には分厚い中医学事典を丸ごと翻訳しなければならないので，この辺で切り上げさせていただきます．

お世話になった方々，および推薦図書の紹介

　まず第一に，私にネタを提供してくださりつつある患者様各位に衷心からの御礼を申し上げます．私，作文する作業は嫌いではありませんが「作り話」は苦手なのです（自慢にはなりませんが）．もちろん，個人情報云々やら守秘義務云々という理由で，ぼかすべきところは曖昧に表現しておりますけど，症例報告めいたところはほとんど実例に則したものです．そしてそんな患者の皆様「ネタにして良いですか？」とのお願いに快諾していただけましたこと本当にありがたく感じます．

　本文の対談相手として北田君というキャラが目立つと思います．私の医院の非常勤医をやってくれている医者で，そもそもは彼との共著で出そうという企画に向けた作文も転用していることをお断りします．北田君って結構真面目な「古典理論重視派」なんです．だ

から私の「漢方理論は与太」という基本姿勢に若干不満もあったのかも知れませんね，それやこれやで，私単独の著書という形で出版の運びになりました．でも北田君との議論からは私も得るところありましたし，彼に対する謝意はここに表しておくべきと思います．

　次に，わが医院に週に1回アドバイザーとして来てくれている韓涛先生（北京中医薬科大学日本校教授）にも謝意を表します．日常業務では彼にほとんど中国語ネイティブの患者さんの通訳をやってもらっている感覚ですが，時に私にとって「歩く中医学辞典」ないし中医学の歴史教師という感覚で教わることが大な方でもあるのです．例えば本書の「中医学辞典」的な項は，彼の協力なしには絶対に成立しなかったでしょう．少なくとも「こう書いていいかな」という私の問いに肯定的な返事をいただけたことだけ書いていることは保証します．

　あと，南山堂編集部のA君，Kさん，この扱いにくいわがままライターの面倒を良くみてくださいました．ありがとうございます．

　では次に推薦図書の紹介です．本当は，個々の著者に関して，具体的な著作名を紹介し各々に対して書評を提示するのが筋とは思うのですが，最初に名前を挙げるお二人は，あまりにビックネームで，どのご著書もグレード高い作品なので「どこから読んでもいいです」と申し上げるほかはありませんね．神田橋先生と中井先生です．ただ，本書の読者は必ずしも狭い意味の「精神科」の人ではない可能性がありましょうから，「本屋さんでちょっと立ち読みして，臨床的に取り入れやすいわかりやすそうな本を選んで読み始めるべき」と思います（当然ですが大学みたいに．図書館がしっかりしている施設にお勤めなら，そこで読まれるべきでしょうね）．

　まずは神田橋條治先生．この先生に関しては，本書全体が彼に対するファンレター（言いすぎかな？）みたいなものですよね．どうしても彼のこの一冊を言えと言われましたら，やはり『精神科診断面接のコツ』をお勧めしたいと思います（p.47）．他のご著書が悪い

というわけではありませんが，とりあえず，この本だけは諸賢のご専門がなんであれお読みいただいてご損はないこと請け合います．

つぎに中井久夫先生．彼は神田橋先生とも交流があり，お互いの著書でお互いのありようを語りあっている関係です．本書でも中井先生を引用して「神田橋先生が"ホウ"という相槌の言葉を多様に使い分ける」とか，巨匠お二人の「サイコセラピーはヴォーカルサイコセラピーだ」といった言葉を紹介しましたが．まさに至言と感じています．

そんな言葉を「中井先生のお言葉」として紹介したら，ご本人や門下生の方々から大いなる苦情が来そうですがあえて紹介します「ダメもと医学」という言葉です．

たぶん，もちろん「こういう言い方をすると患者に有害であろう……」といった消去法で考えられる部分もあるのでしょう．無害である可能性が高く，それなりに効果も期待できる対応を中井先生はすすめられるのです．単行本では『こんなとき私はどうしてきたか』（中井久夫・医学書院）というのをわきにおいて今書いてますが，90年代の「精神科治療学誌」に出ていた，中井先生がスーパーバイザー格のケースカンファランスの印象が強烈なのです．

私も「ダメもと医学」大いに結構と考えるものです．そう考えないと，医療で「工夫」ができないじゃないですか．知恵の使いようがEBMにこりかたまると無くなると思うのです．

まあ，神田橋先生や中井先生のお考えを私ごときが簡略に解説できようはずもありませんので，興味ある方は直接お読みくださることをお勧めします（難しい本もありますが，ちょっとみて易しく思えるご著作も両先生お書きです．そこから入りましょう．また，両先生とも後年，漢方医学に対するご造詣が深くなられた事実も申し添えておきます）．

で，推薦図書というかその著者ですが「神戸中医研究会」が医歯薬出版から出された『中医学入門』『中医方剤学』『中薬学』の3点

セットには大変お世話になり，今でも患者さんへの説明に活用させていただいてます．まあ，座右に置いてご損はないと思います．

　それから，安井広迪先生の『医学生のための漢方医学』．私は超旧版（1995年に出された医聖社版）しか持っていませんが，ほぼ同様の本が，東洋学術出版社から出されていて，現在でも入手容易のようです．この本はものすごく良い本です．ただしちょっと悪い面もなきにしもあらず．まずは良い面から申します．とにかくコンパクトな「超本格」の本と言えることです．基本は中医学的なのですが，中医学のみならず日本漢方の流派にも言及があり，どの記述も深い学識に裏付けされている点です．

　行きがかり上，欠点も．まず書名と内容がミスマッチ．「医学生のための」でサブタイトルに「入門の手引き」なのに内容は「超本格派」．某先生がネットの書評で言うように「この本を理解できるナンチャッテ専門医はごく少数」だろうと思えます．書名から「安直な入門書の類」を想像して購入されると面食らうことでしょう．

　繰り返しになりますが，広範多岐にわたる内容をかくも簡潔にまとめ上げるのは，著者の並外れた力量を示していると感じます．この本の著者である安井先生にあって私にないものは「本格的な学識経験」であることは残念ながら事実です．反面，安井先生に希薄で私が本書のウリとして主張できることは，「臨床の知恵を読者に伝えようとする熱意」だろうと若干手前味噌を述べさせてもらいましょう．

　例えば「陰火は，脾胃の虚によって水湿が滞留して三焦の通路をふさぎ，肝胆で寄旺した相火が心包に達することができず……」などという面妖な表現にはついて行けない，とおっしゃるあなた，御自身を卑下されることはありません．正常な感性だと思います（実はこれ，安井先生の御著書からの引用）．そんな向きには新見正則の「フローチャート」シリーズをおすすめします．私が読んでも「悔しいけれど俺でもこの方剤を第一感で発想するよな」という方剤が

すすめられています．新見先生は理論を語れない先生ではなく，語らない，あるいは語るのを我慢できる先生なんでしょう（要するに，私より大人なんでしょうね）．でもまあ，私程度の理屈っぽさは受容して欲しいものですが．

まえに神田橋・中井両先生の本を紹介したその項で，これを言い出すのはとても気がさすのですが，私自身の著書で，

医者とハサミは使いよう（2002年，コモンズ）

漢方の診察室（2003年，平凡社）

落語的漢方のすすめ（2014年，中外医学社）

オモシロ漢方活用術（2015年，中外医学社）

という著書がございます．私ごとき凡才にしては，そこそこいい本なのではと思いますので，興味おありの方は，よろしくお願いします．

それから，突拍子もない意見とお感じになるかもしれませんが，中国古典籍に通じて軽妙なエッセイも書かれた高島俊男先生のご著作も読んでおかれるといいように思います．もちろん漢方方剤の使い方に対するヒントなんてないですよ．でも中国の古典籍に関する考え方がわかるような気がします．まあとにかく，エッセイとして面白いものをたくさん書いてくださっておられますし，今，中医学を学び実践しているものとして，中華人民共和国初代皇帝というべき毛沢東という人物を，ちょっと分からせてくださったことはありがたいことです．

さらに例えば，誰か偉い先生が断言したことが，権威がありそうな本やら辞書やらに引用され，それがあたかも真実のように伝わってしまっている現状を憂いてみせるエッセイも多くあります．本書で，私もそんな「過去の大家がおっしゃったこと」にこわごわ反論したつもり．これは高島先生の影響ですな．まあ，それはともかく，直接の御利益はさておき，お書きになられた軽いエッセイの類は面白いことは保証いたします．

終わりに

　私の本格的漢方修行は1990年代から都立豊島病院の東洋医学科に出入りをはじめ，1993，1994年度はそこの主任をさせていただき，具体的には北京から派遣される教授クラスの先生方が指示する処方箋書きをすることからはじまりました（だから，私の中国語語学力，とりわけヒアリングは大変プアなのですが，生薬名の聞き取りだけは結構できるのかな？）．

　本書冒頭にも書きましたが，漢方理論というのは，科学的かつ真面目に考えると「与太」と断じるべきものだと感じます．北京の先生方とのつきあいを経て，さらにその思いは深まりました．「少なくとも後輩達にはこのまま伝えちゃいけないな」という感覚です．例えば「この患者の脈はみな弦脈だから，病は肝にある」なんて台詞をそのまま受容できますか？

　されど北京の先生方，それなりに患者諸氏の症状を軽減して下さることも多いのですね．ならば「学ぶべきところは学ぼう」というのが私のスタンスでした．それが本書の基本骨格で，与太ではあるけどそれなりに尊重というのは悪くないでしょう．

　まずは「法則」を述べた項，あれが総論です．まあ，与太の解説ですから，あまり真面目に読んでいただかなくても良いのかも知れませんが，漢方医学や中医学というのはあそこで述べた屁理屈を基礎にしている事実はあるのでしょうから，それなりに頭の片隅においてもらいたいと思います．ただ，私の記載は中医学理論全体を網羅したものではありませんし，諸賢の学習目標もとりあえずは網羅する必要もないと考えます．本書で私は医療用漢方製剤の応用の仕方について多く語ろうと意識しました，それが皆さまのお役に立ちそうだからです．まずはとりつきやすい「屁理屈」を取り入れていただくだけでかなり違うと思います．

　例えば，六君子湯という方剤があります．気血水の観点から言えば補気の薬という表現も可能ですし，五行論や臓腑弁証的観点から言えば「補脾」の薬なのです．漢方や中医学の理論は「所詮与太」です．まずは感覚的に「受容しやすい与太のみを受容する」ところからはじめれば良いように思います．

　私が書いた書籍いくつかありますが，ネットのカスタマーズレビューで「中医学系の先生が書いた云々」と評されました．確かに私は中医師に指導を受け中医学教科書を学んだものですが，中医学至上主義者ではないつもりです．本書を正当にお読みいただければ，その感覚ご理解いただけることを期待もしています．ただし，本書をお読みいただき，漢方医学をもう少し勉強してみたいと思われた方々には，まずは中医学の教科書（総論・薬学・方剤学）を学ばれることを強くおすすめします．良くも悪くも本書でその一端を示した「壮大な理論体系（与太の集成？）」を持っていることが中医学の魅力です．

大戦後中国の初代皇帝と言うべき毛沢東の号令一下，国家的大事業として中医学の教科書は編纂されたようです．さまざまな時代の理論が渾然としていて，難解な側面があることは否めませんが，あの教科書群は「学びやすさ，教えやすさ」を主眼に作られたものと感じています．毛沢東の中医学振興政策は，医療資源の乏しい戦後の混乱を乗り切るためのものと評価もされましょうが，彼自身中国の伝統文化好みからのことでもあったようです（晩年毛沢東は白内障の手術をしたのですが，術者は中医師であったということは有名です）．

　私自身，中医学の全容を理解しているなどと言えません．でも私程度の理解でもそれなりに活用できる体系だとは思えます．中医学を学ぶことは日本漢方の先生方の著作を理解するのも容易にしてくれます．

　「四診合参」を論じた項は「神田橋條治先生の説く面接法を，中医学や漢方言葉で解説した」項だとお考え下さい．私は中医学に出会う以前に，神田橋先生の御著作に出会い大いに影響を受けたものです．中医学教科書に「四診合参」との字句を発見したとき，まず第一に連想したのが神田橋先生であったことは本文に記したとおりです．もし，読者諸賢がこの項の記載に興味を感じられたなら，是非神田橋先生の『精神科診断面接のコツ』（岩崎学術出版社）もお読みいただきたい．読者のご専門が精神科でなくとも得るところは大きいと思います（中医学教科書の四診合参を論じた部分と，神田橋先生の御著作を比べてみて欲しいものです．本書の四診合参論は神田橋先生のパクリであるぶん，中医学教科書より面白いものになっているのでは……というかすかな自負はあります）．

　私は2015年に出した『オモシロ漢方活用術』（中外医学社）でチラリと「所謂神田橋処方」の解説をしました．今回「医療用漢方製剤のみを用いる制限下」で神田橋処方をどう展開できるかを網羅的に書きたくなり『07　「神田橋処方」の運用』の項を書きました．これ

を書いた手前「網羅的な医療用漢方製剤リスト」を示したくなりました．すでにあるのかも知れませんが，意外に見当たらないのです，そこで仕方なく「医療用漢方エキス製剤を網羅的に解説する項」を作りかけましたが，網羅性を優先すると記述が平板になってしまうため，その残骸を巻末付録的につけました．それなりの実用性はあろうかと思います．索引的にご活用頂ければと思います．

とはいえ漢方エキス製剤について多くを語る要請が書肆からありました．漢方方剤各々が持つ意味ということを考えると，その各々は組成や分量などが固定されたものではなく，流動的に加減運用されるべきもの，本書で用いた私なりの表現で言えば「システム」として運用されるべきものであるべきことに思い至りました．

もちろん，漢方方剤は生薬を加減する煎じ薬の形で処方できれば，柔軟な調整がむしろ容易です．ただ，それは多くの読者や患者さんにとっても「敷居の高い」方法であるとも思いました．そこで，まず『06　システムとしての漢方方剤』では抑肝散という古典方剤を取り上げ，先哲がその基本骨格を用いてどんな加減をしたかを紹介し，さらに保険適用のエキス製剤を用いてどんな工夫が可能かを紹介しました．

続く『07　「神田橋処方」の運用』は神田橋先生の基本アイデアをベースに，エキス製剤の組み合わせだけで，かなりな微調整が可能であることを提示したつもりです．

『08　エキス製剤化された方剤』では，$48 = 71 + 75 + \alpha$，$83 - 54 = 43 - 75 ≒ 81$ などと面妖な数式を紹介いたしました．ひとつの方剤の中に10種を超える生薬が配合されているものがあります．そんな複雑な方剤でも，基本的な方剤に分解して考えることで，その方意が理解しやすくなる，あるいは学習効率が格段に向上するという提言をしました．もちろん製品番号なんか暗記する必要はありませんが，複雑な方剤の中に基本的な方剤を見いだす姿勢は必要なことだと思います．

漢方方剤を組む方法にも言及したつもりです．例えば肺の熱証に麻杏甘石湯を用いる発想の根底には，肺熱の治療には主薬である麻黄の温める作用が邪魔になる，よって清熱作用が期待できる石膏を同用して麻黄の温性をキャンセルする，といった考え方があります．別に，主薬は生薬である必要はないじゃないか，という発想で『13　脇役としての漢方方剤』を書いたつもりです．あの項では主薬は向精神薬でした，向精神薬をある意味必要悪（＝邪気）と捉え，それをキャンセルするように漢方薬を考えた経過報告です．必要だけどあまり使いたくないという西洋薬って意外に多くありませんか？　私は精神科が専門ですから，向精神薬を使わざるを得ないケースを取り上げましたが，皆さまの専門科でもそんな薬剤ありますでしょ？　主薬の好ましからざる性質を緩和する役割，漢方薬は主薬にとって変わることは出来ないけれどそのサポートは可能であることが多い，そんなケースの治療の参考になればと思います．

　エキス製剤だけでなく，生薬も使ってみたいとおっしゃる向きは，まず『12　エキス漢方から生薬を使う漢方へ』をご参考のうえエキス製剤＋生薬の粉末といったところから始められてはいかがでしょうか？　煎じ薬の処方は『10　神田橋処方を煎じ薬にしてみませんか？』をご参考に．別に神田橋処方＝條心治傷飲に限らず，既製のエキス製剤で「ちょっと良いけれどイマイチ」というケースに，エキス製剤の組成を踏襲することから始めて，少しずつ構成生薬の増減をしてみるのは安全な入門法だと思います．

　かなり前の話ですが「すき焼き」を作るときに肉とシラタキは近くにおいてはいけないという過去の料理界の常識が否定された，というTV番組を見ました．私，その「近くにおいてはいけない」という常識，かねてから疑問に思っていたものです．一応理屈は通っているのですね，曰く「肉はアルカリが強いと硬くなる．シラタキ製造にはアルカリが必須である，よって肉とシラタキは近くにおくべきでない」，でもねえ，同じ鍋に入れるのですから，そんなにpH

208

の勾配がつくものなのかと疑っていたのです．まあ，その疑問が正当なものだったということで，ちょっと良い気分になれたのですが，その事実を告げられた某すき焼き老舗の女将のコメントもまた印象に残るものでした．女将の曰く「そう言われても従来の盛り付け方は変えません，だって美しくない……」，肉とシラタキは，くっつけても離してもいい存在なのでしょうね．

　料理界の常識はみんな意味なしと言いたいわけではなく，例えばイカを生食するとき，イカそうめんとか糸造りにするのは見た目だけの問題ではなく，食感を良くしたり，果てはアニサキス対策という意味合いもあるといいますね．調味料を加える順番「さしすせそ」などという類の「おばあちゃんの知恵」は，それなりの深い意味があるのでしょう．その常識を守ることが明らかに有害ということが実証されたのでなければ，守っておいた方が無難な工夫と言えるでしょう．

　本書は医療場面における「おじいちゃんの知恵」の集成だとお考えください．そんな知恵の根幹として「医療場面で工夫するとき，漢方的発想がきわめて有用」という私の経験則があり，そこのところを神田橋先生にたきつけられて本書の企画が成立したわけです．頭に白髪が生え始めた頃「将来はロマンスグレーの素敵なおじさま」と称されたいなどと夢想したものです．現実は悲しいかな「ごま塩バーコード頭の貧相なおじいちゃん」になりはてちゃってますから文字通りですな．

　本書が読者諸賢の臨床を豊かにするヒントたり得たら，それに勝る幸せはありません．皆様が良き臨床家として活躍されることを祈念しつつ冗長な筆をおくことにいたします．

漢方薬を「理解」して使いたい臨床家へ

神田橋條治

　20年ほど前になりますか，「Oリングテスト」がブームになり，マスコミに取り上げられたりしたことがありました．医療の専門家からは「オカルト」扱いでしたが，ボクは救われた気分でした．少し前から向精神薬の輩出が続き，その使い分けができなかったからです．メーカーのパンフレットや講演会での情報を参考にしても，目の前の患者にどの薬を処方していいのかが決められないのです．expert opinionではダメでevidence basedで無くちゃダメだとの正論が横行するようになっていましたが，そんな「多数決」に基づく選択を目の前の患者にすることの心許なさが不安で不快でした．重大な副作用の少ない漢方エキス剤にも手を出していましたが事情は同じでした．ただしこちらは「口訣」というexpert opinionに縋ることができました．

　そのような追い込まれた心境にいたボクは，Oリングテストに熱中しました．一段落でした．以後の発展は「心身養生のコツ」という著書に書いていますが，いまのボクはOリングテストを使わず，すべての薬も食品も衣類もそれが目の前の患者の「気」と合うか否かで選ぶようになり，その結果で診断分類さえも決めるような「オカルト」の境地にいます．その後さらに発展して，担当の患者のイメージと「気」を思い浮かべながら町の薬局の商品やインターネットの写真から特定の健康食品を選んであげたりしています．科学とは遠くに来たと感じます．

　ところが10年ほど前，NHKテレビ番組でチベットの伝統医のルポルタージュがありました．彼は自分の手持ちの処方のどれも合わ

ない患者がいると，その患者のイメージを思いながら原野を歩き回り，適合する植物を採って帰り処方するのでした．それを見て分かりました．ボクは原始の医療者の水準に退行しているのでした．そして古の医療者たちは同じ感性を駆使して材料を集め処方を造ったのです．そう考えると目の前の患者ごとに材料の取捨選択と増減を行うのが初志に沿ったものであり「さじ加減」の本意です．

　本書でしばしば取り上げられる「神田橋処方」の開発経過をお話ししておきましょう．心的外傷のフラッシュバックには向精神薬が効きにくいことは常識になっていました．ボクは漢方で何とかならないかと思い，エキス剤を片っ端から患者の脳の「気」に合わせてみました．「桂枝加芍薬湯」がヒットしました．その時二つの連想が浮かびました．一つは「相見処方」でした．相見三郎先生が癲癇の治療に開発されたものです．もう一つの連想はフラッシュバックは発作だからと抗癲癇薬を使って有効だったとインターネットで見た記憶です．相見処方は「桂枝加芍薬湯＋柴胡桂枝湯」ですが，柴胡桂枝湯や小柴胡湯を脳に近づけても「気」が合いません．再びエキス剤を片っ端から試してできたのが「桂枝加芍薬湯＋四物湯」の組み合わせです．ボク自身はいつも「気」で合わせていますから，多少の増減があり，それについては下田先生が本書のなかで解説されています．また，福岡県の「こころころころクリニック」の山田宗良先生が「芍薬」の量を増やすと効き目が強くなることを見つけておられます．山田先生も下田先生同様，エキス剤だけでなく漢方の王道である「煎じ薬」を使っておられますが，ボクはそこまで本格的でないので試していません．それよりも，「神田橋処方」の構成生薬の取捨選択と増減をして，新しい処方を造ってもらい，後世に残して貰いたいとお願いしたのです．現存する処方は全て古人が作成し命名したものですから，新しい処方には「清心解傷飲―下田」

とつけられたらよかろうと提案したのです．もちろん「煎じ薬」です．

　さて，漢方薬は全て現場での「人体実験」で作られたものです．有吉佐和子著「華岡青洲の妻」に見る通りです．恐らく古人は「気」を手掛かりに探索を続けたのでしょう．それは不思議な能力ではなく，優れた板前は目の前の客の「気」に合わせて調味を定めているはずです．優れた「役者」が「舞台はその日の客と共に作り上げる」というのも同じ理です．しかしそれでは一代限りの芸になります．それどころか「その一瞬」の行いになり，他者へ伝えることができないだけでなく，当人の心覚えにもなりにくいでしょう．そこで伝達と記録の手段として「理論」が登場します．言い換えると，臨床家にとって理論は「再現」のための「道標」です．そして経験群を理論として形造るのに，東洋医学では中国の哲学を枠組みとして使いました．哲学はそれ自体の「辻褄合わせ」が眼目となりますから，臨床現場は二の次となります．臨床に生きる下田先生が「与太ばなし」というのはその意味です．「道標」の出来具合をあれこれ弄り回しているのだからです．

　西洋医学は試験管・動物実験という手法を駆使しますが，臨床への志向があると，最後は「人体実験」です．人間を対象にするといろいろと制約があるので，動物相手にしたい放題することで「科学の知見」が確かになります．臨床家の立場からは縁の薄い世界です．人間を相手にした「科学の知見」は有益な「道標」ですが，時代と共に移り変わる特徴を見ていると，全面的に依拠するわけにはいきません．臨床家はともかく目の前の一人が大切ですから，常にオーダーメイドの治療が欲しいのです．ご自分の日々を省察してご覧になると，最も依拠しているのは自分の経験という「感触」すなわち「気」による体験の蓄積です．最も身近な expert opinion です．それ

を持ち寄って交換するのが，その次の自己育成です．学会のような大きな場ではそれは不可能です．

　本書は下田哲也という臨床家が，読者のあなたに一対一で臨床の知を交換しようと，心を砕いた著述です．おふざけ風の文体は「心を通い合わしたい」という切実な思いが生み出した，「真剣」さの現れです．『00　漢方を本格的にはじめる』に続けて，『01　法則で学ぶ漢方医学総論』をお読みください．重要で基本的な項目から順番に並んでいますから，いまの自分が呑み込める項目まででやめて，次の項に移りましょう．その後も「呑み込める・納得できる」部分だけを拾い読みして，取り合えず手ごろなエキス剤を使い，自分の生の体験（つまるところ病者の体験）を得たのち，また本書との対話に戻られることをお勧めします．臨床体験から離れて本書を読み進むのは「道標」をいじくりまわしているだけで，それを「耳年増」といい，学会などで見かけます．臨床家にとっては別世界の人です．

附1・エキス製剤化された「五十音順」方剤リスト

このリストは元々『08 エキス製剤化された方剤』として各々に解説をつける形で書き始めました。110ページに記した理由で網羅性をあきらめたのですが、既成の薬物リストに保険適用されている方剤リストが見当たらないので、各方剤の説明を省く形でここに示します。一応、五十音順に網羅したつもりです。本文で主に言及したページは示しておきます。

方剤名	解説ページ
効能	

方剤名	解説ページ
安中散	129,135
温中散寒・止痛・止嘔	
胃苓湯	131
理気化湿・利水止瀉	
茵蔯蒿湯	
清熱利湿・退黄・瀉下	
茵蔯五苓散	
清熱利湿・退黄	
温経湯	24,94
温経散寒・補血袪瘀	
温清飲	77,89,90
補血活血・清熱瀉火	
越婢加朮湯	128
宣肺利水	
黄耆建中湯	103
温中止痛・益気固表	
黄芩湯	
清熱止痢	
黄連解毒湯	24,77,89,130,151
清熱瀉火・解毒・化湿	
黄連湯	61,132
和胃降逆・調和脾胃	
乙字湯	118
清熱化湿・活血升堤	
葛根湯	97,104,108,137,175
辛温解表・生津舒筋	
葛根加朮附湯	106
散寒袪湿・止痙舒筋	
葛根湯加川芎辛夷	106,137
辛温解表・生津舒筋・通竅	
加味帰脾湯	117,171
気血双補・養心安神。疎肝清熱	

方剤名	解説ページ
加味逍遙散	124,155,160
疎肝解鬱・清熱涼血・活血調経	
甘草湯	137
清熱解毒・止痛	
甘麦大棗湯	
養心安神・健脾緩中	
桔梗石膏	65
清熱瀉火・利咽	
桔梗湯	137
清熱解毒・去痰排膿	
帰脾湯	24,117,150
気血双補・養心安神	
芎帰膠艾湯	87
止血・補血調肝	
芎帰調血飲	95
活血化瘀・理気健脾・補血	
九味檳榔湯	
理気降逆・逐水瀉下	
荊芥連翹湯	91
清熱解毒・養血袪風	
桂枝加黄耆湯	98
辛温解肌・調和営衛・補気固表	
桂枝加葛根湯	98
辛温解肌・調和営衛・舒筋	
桂枝加厚朴杏仁湯	99
辛温解肌・調和営衛・止咳化痰	
桂枝加芍薬大黄湯	82,100
緩急止痛・温中補虚・瀉下	
桂枝加芍薬湯	80,82,97,99,141
緩急止痛・温中補虚	
桂枝加朮附湯	100
散寒袪湿・止痙・解表	

小建中湯 82,103
緩急止痛・温中補虚

小柴胡湯 33,65,102,118,121
疎肝解鬱・化痰止嘔・補気健脾・清熱

小柴胡湯加桔梗石膏 121
和解半表半裏・清熱利咽

小青竜湯 20,64,107,138,175
辛温解表・温肺化飲・平喘止咳・利水

小半夏加茯苓湯
和胃降逆・化痰利水

消風散
祛風止痒・清熱化湿・解毒・滋潤

升麻葛根湯
解肌透疹

四苓湯
運脾利湿

辛夷清肺湯
清肺痛窮・潤肺化痰・清熱

参蘇飲
益気解表・理気化痰

神秘湯 65,128
止咳平喘・疎肝解鬱・理気化痰

真武湯 194
温陽利水

清上防風湯
祛風清熱・解毒排膿

清暑益気湯 118
健脾益気・滋陰成津

清心蓮子飲
益気滋陰・清心火・止淋濁

清肺湯 65,183
清熱止咳・祛痰・滋陰

川芎茶調散
祛風止痛

疎経活血湯 88,138
祛風湿・補血・活血通絡

大黄甘草湯
通便

大黄牡丹皮湯
清熱瀉下・活血消癰

大建中湯
温中散寒・降逆止痛・補気

大柴胡湯 77,123
疎肝解鬱・理気止嘔・清熱瀉下

大柴胡湯去大黄 77,123
疎肝解鬱・理気止嘔

大承気湯
峻下熱結

大防風湯 89
気血双補・去風湿・散寒活血・止痛

竹筎温胆湯 65
清化3類痰・疎肝解鬱

治打撲一方 138
活血化瘀・消腫・通陽

治頭瘡一方 138
清熱解毒・疎風活血

調胃承気湯
清熱瀉下

釣藤散 77
平肝熄風・清熱・健脾益気

腸癰湯
清熱排膿・活血化瘀

猪苓湯
利水清熱・滋陰止血

猪苓湯合四物湯 92
利水清熱、滋陰止血・補血

通導散 92
破血逐瘀・理気活血・瀉下

桃核承気湯
活血化瘀・清熱瀉下

当帰飲子 88
養血潤燥・祛風止痒

当帰建中湯 102
補血調経・緩急止痛・温中補虚

当帰四逆加呉茱萸生姜湯
温経散寒・養血通脈

当帰芍薬散 77,93,161
補血活血・健脾利水・調経止痛

当帰芍薬散加附子 94
補血活血・健脾利水・調経止痛・温陽

附2・「製品番号順」方剤リスト

※株式会社ツムラほか，いくつかの製薬会社が採用している製品番号を参考に作成

1	葛根湯		34	白虎加人参湯
2	葛根湯加川芎辛夷		35	四逆散
3	乙字湯		36	木防已湯
5	安中散		37	半夏白朮天麻湯
6	十味敗毒湯		38	当帰四逆加呉茱萸生姜湯
7	八味地黄丸		39	苓桂朮甘湯
8	大柴胡湯		40	猪苓湯
9	小柴胡湯		41	補中益気湯
10	柴胡桂枝湯		43	六君子湯
11	柴胡桂枝乾姜湯		45	桂枝湯
12	柴胡加竜骨牡蛎湯		46	七物降下湯
14	半夏瀉心湯		47	釣藤散
15	黄連解毒湯		48	十全大補湯
16	半夏厚朴湯		50	荊芥連翹湯
17	五苓散		51	潤腸湯
18	桂枝加朮附湯		52	薏苡仁湯
19	小青竜湯		53	疎経活血湯
20	防已黄耆湯		54	抑肝散
21	小半夏加茯苓湯		55	麻杏甘石湯
22	消風散		56	五淋散
23	当帰芍薬散		57	温清飲
24	加味逍遥散		58	清上防風湯
25	桂枝茯苓丸		59	治頭瘡一方
26	桂枝加竜骨牡蛎湯		60	桂枝加芍薬湯
27	麻黄湯		61	桃核承気湯
28	越婢加朮湯		62	防風通聖散
29	麦門冬湯		63	五積散
30	真武湯		64	炙甘草湯
31	呉茱萸湯		65	帰脾湯
32	人参湯		66	参蘇飲
33	大黄牡丹皮湯		67	女神散

著者略歴

下田 哲也（しもだ てつや）

1982年自治医科大学卒業. 利島村診療所, 墨東病院精神科, 小笠原村母島診療所での勤務を経て, 1993年より都立豊島病院東洋医学科主任を務める. 1995年4月より下田医院院長. 現在に至る.

漢方を本格的にはじめる。
診療で生きる与太噺と神田橋処方のトリセツ

2021年9月1日　1版1刷　　　　　　©2021

著　者
<ruby>下田哲也<rt>しもだてつや</rt></ruby>

発行者
株式会社 南山堂　代表者 鈴木幹太
〒113-0034　東京都文京区湯島4-1-11
TEL 代表 03-5689-7850　www.nanzando.com

ISBN 978-4-525-47161-3

A4716110101-A